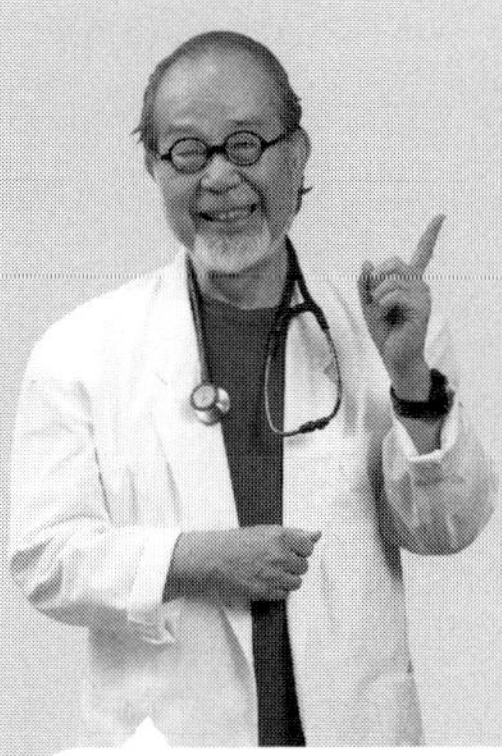

新型コロナから身を守り、
脳の元気も守る！ 僕が実践している

免疫力を上げる 7つの習慣

（具体的な方法は次のページから）

自粛生活のときこそ、脳の健康に注意しています

認知症予防のための習慣は、新型コロナを重症化させないことにも役立ちます

自然免疫を高める暮らし方は、ココロも元気にします

感染も怖いけど、認知機能低下やうつを招く孤立も怖い！

離れていても、“つながる”方法を工夫しています

食事

◎野菜たっぷりと
ネバネバ食品

◎発酵食品と
食物繊維をとる

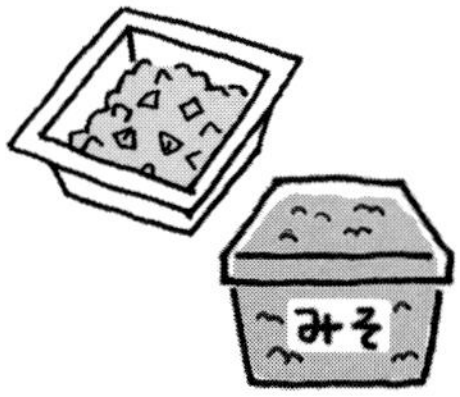

運動

◎太陽の下で
ワイドスクワット

◎人ごみを避けて
1日1回ウォーキング

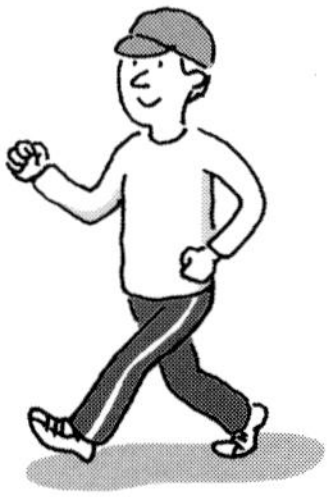

生活習慣

◎手洗い、消毒などで
感染予防

◎規則正しく、
笑って過ごす

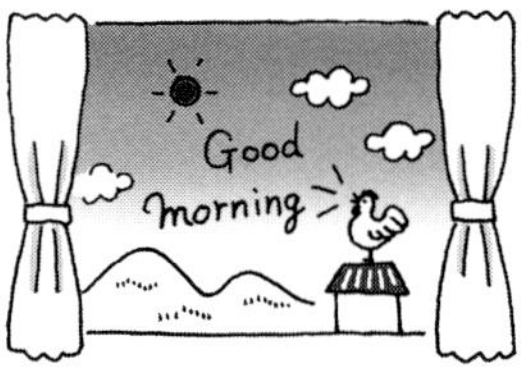

習慣

①

新型コロナの重症化を防ぐには、血圧の上昇に注意する

高血圧は、認知症のリスクになります。また、WHOが中国で行った調査によると、新型コロナの全体の致死率は3・8％ですが、高血圧の人は8・4％です。

血圧は、血管を収縮させるホルモンがかかわっています。このホルモンは、炎症を起こすサイトカインの産生を促進させ、動脈硬化の原因となります。新型コロナ肺炎の重症化も、炎症性サイトカインが関係していることがわかっています。

僕は、「減塩」と「野菜をたくさん食べること」、「運動」、この3つで、少し高かった血圧が正常血圧に改善しました。現在も維持するようにしています。自粛生活は認知機能が低下しやすいので、僕は血圧に注意しています（24ページ）。

血圧を上げないためにはどうしたらいい?

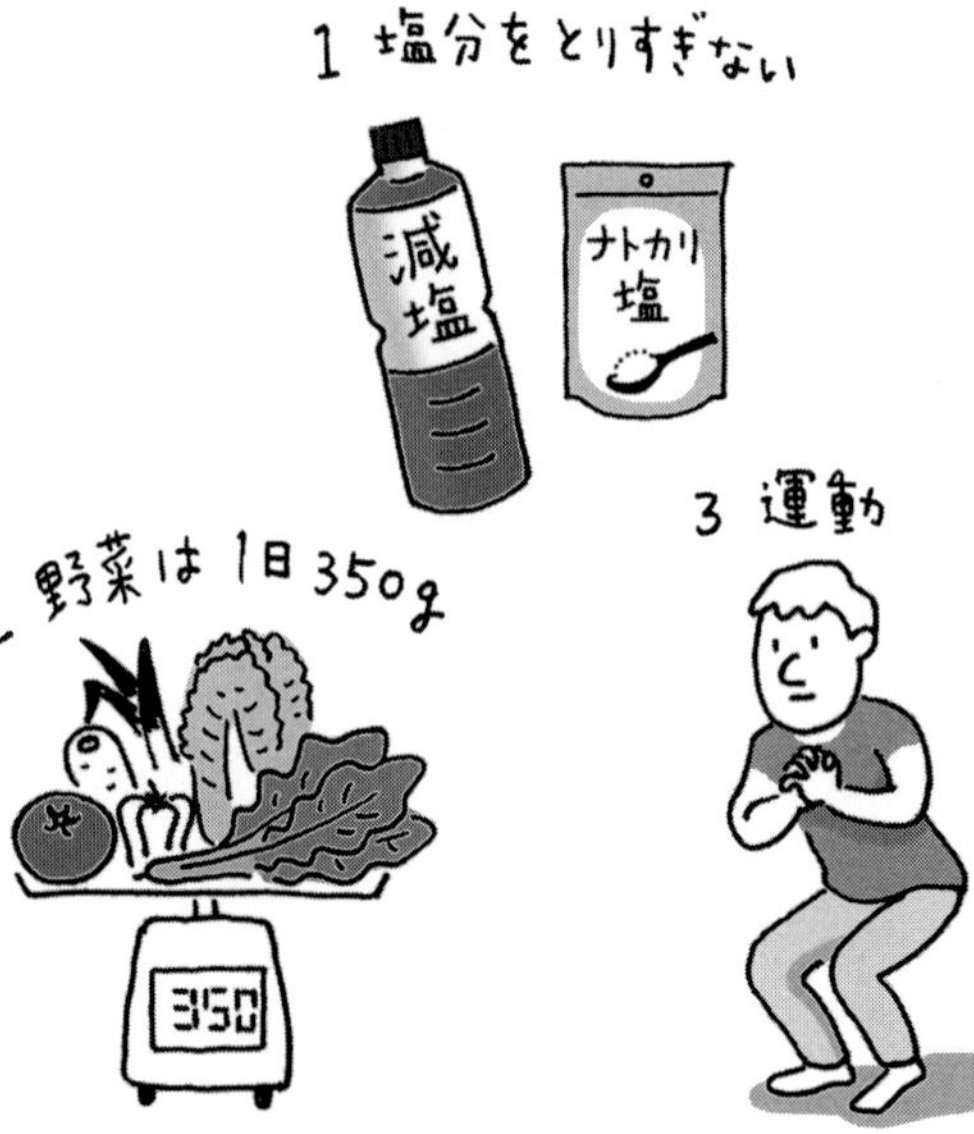

習慣 ②

血糖値を上げない習慣で、慢性炎症を抑える

血糖値を上げない食事術

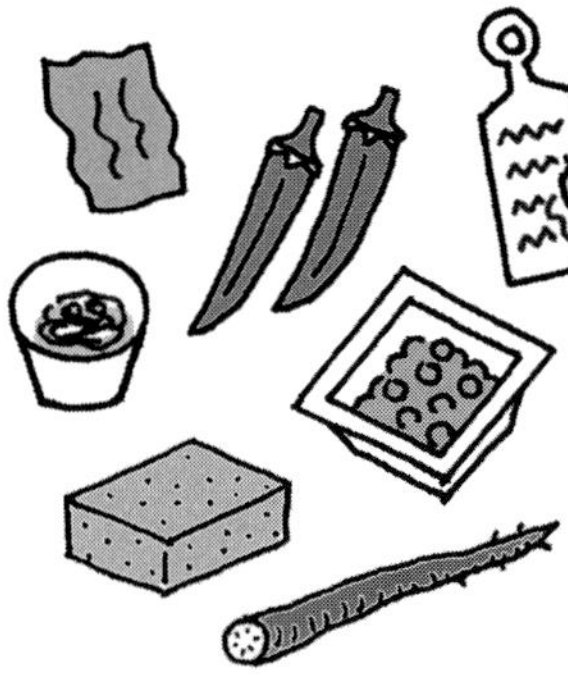

- 納豆、オクラ、とろろなどのネバネバ食品を食べる
- 食物繊維が豊富なこんにゃく、ごぼうなどを先に食べる
- 糖の吸収を穏やかにする酢やレモン汁、乳製品を先に食べる

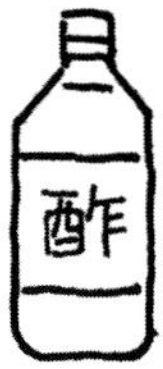

糖尿病の人も同じく、血糖値が上がると慢性炎症が進むため、認知症のリスクが高くなります。新型コロナの致死率も9・2％と高まります。

肥満、高血圧、高脂血症、高血糖の4つを併せ持つメタボリックシンドロームの人も、慢性炎症を進めやすいので要注意です。若くても肥満の人は、新型コロナに感染すると、炎症が大火事になりやすく、重症化しやすいです。

血糖値を下げ、慢性炎症を抑えるにはどうしたらいいかは、本文に詳しく書きました。

僕はたばこを吸いませんが、喫煙も、よくありません。WHOは新型コロナで人工心肺装置が必要な重症肺炎になる確率が3倍と発表しています。

習慣

③

ワイドスクワットと、一日1回の外出

太陽の下でワイドスクワットをしよう!

1 足を肩幅より大きく
ハの字に開く。
手は胸の前で組む。

2 ゆっくりお尻をおろす。
太ももが床と並行に
なったら、上にあがる。

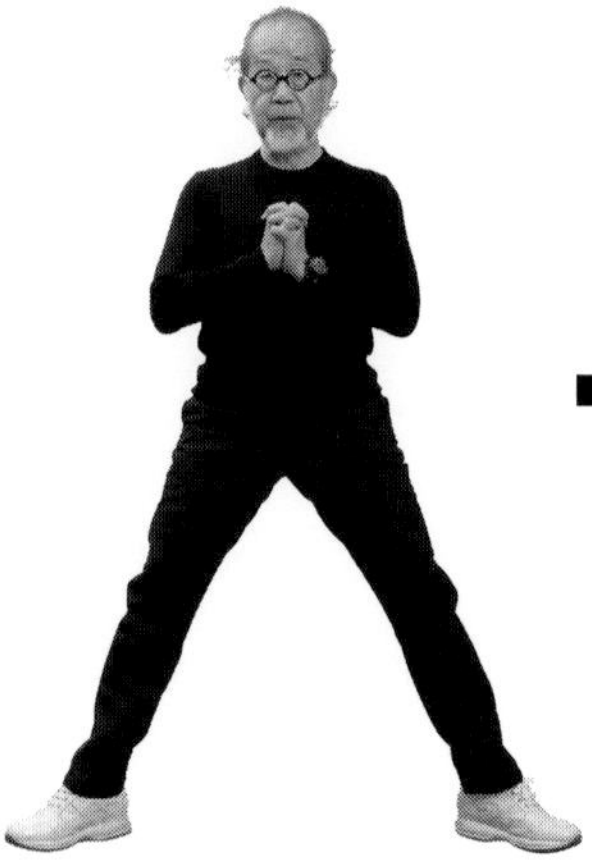

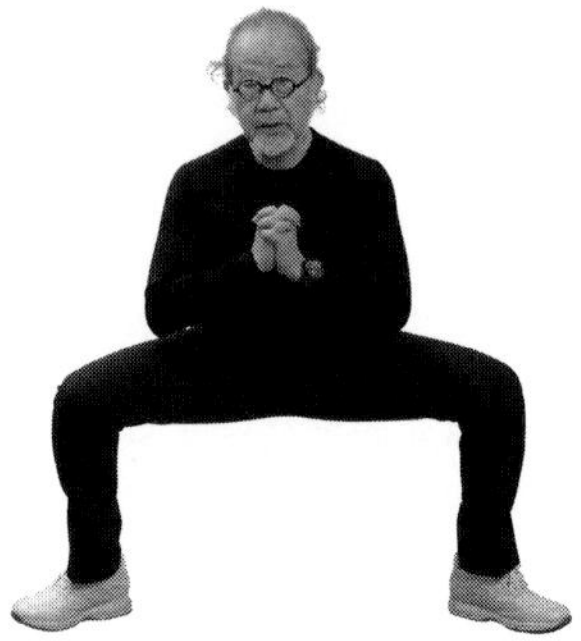

運動不足とストレス対策として、僕は、朝起きたら外に出て、太陽の下でワイドスクワットをします（78ページ）。

太陽の光を浴びて運動すると、記憶を司る海馬が活性化するといいます。また、幸せホルモンのセロトニンが分泌され、よい睡眠をもたらしてくれたり、自粛生活のウツウツとした気分を晴らしてくれる効果が期待できます（62ページ）。

人との距離を２ｍほど確保できるようにすれば、ゴルフなどの屋外のスポーツは、気分転換になってよいと思います。僕自身は、人の少ない林や土手などを探して、ウォーキングをしています。速遅歩き（72ページ）や、暗算をしながら歩くときもあります（74ページ）。

習慣

④

一日のリズムを整えて、自然免疫の力を高める

朝昼晩、規則正しい生活を心がける

朝は

太陽の光を浴びる

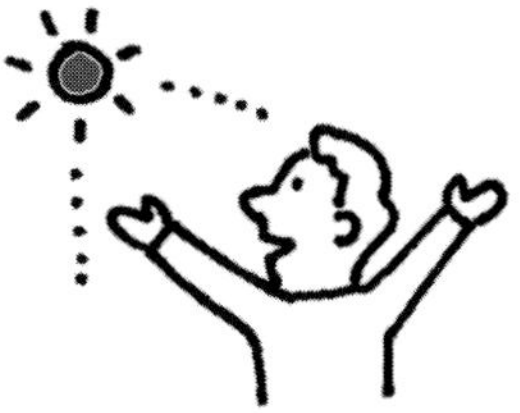

夜は

湯船に浸かる

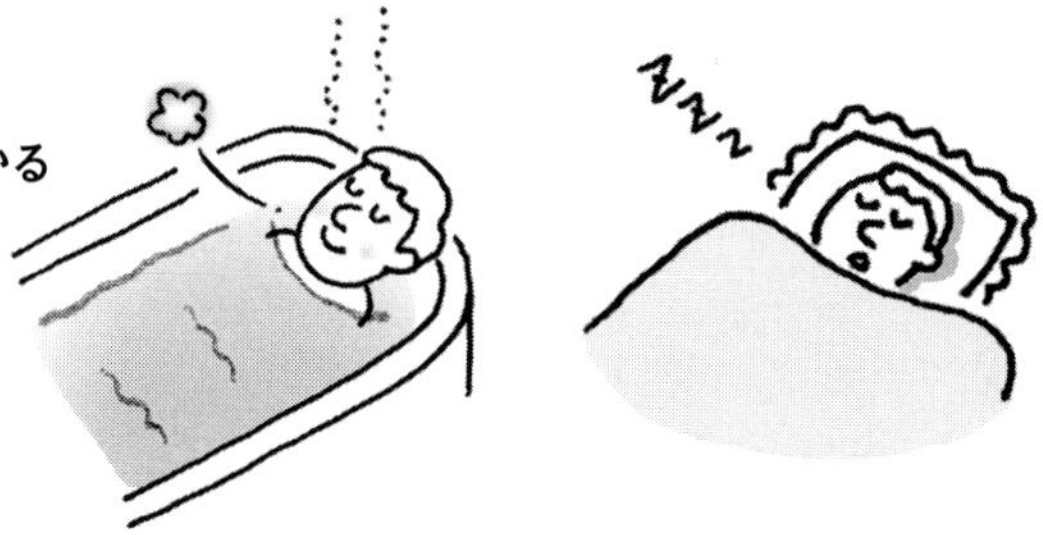

免疫システムには獲得免疫と自然免疫がありま す。ワクチンは、病気を重症化させずに獲得免疫を得ようというもの。一刻も早い新型コロナのワクチン開発が待たれるところです。

一方、体内に異物が侵入したときいち早く攻撃態勢をとる自然免疫も、大きな力を持っています。この自然免疫を高めるには、体内時計を正しく動かすことが大事です。

自粛生活では一日のリズムが乱れがちですが、毎朝同じ時間に起きて太陽の光を浴び、朝食を食べることで、リズムをリセットしています。血液やリンパの流れをよくすることも免疫には大事なので、毎晩、湯舟に浸かって体を温めています。

習慣

⑤

発酵食品と食物繊維で腸を元気に

腸内環境を整える食品で、免疫力アップ！

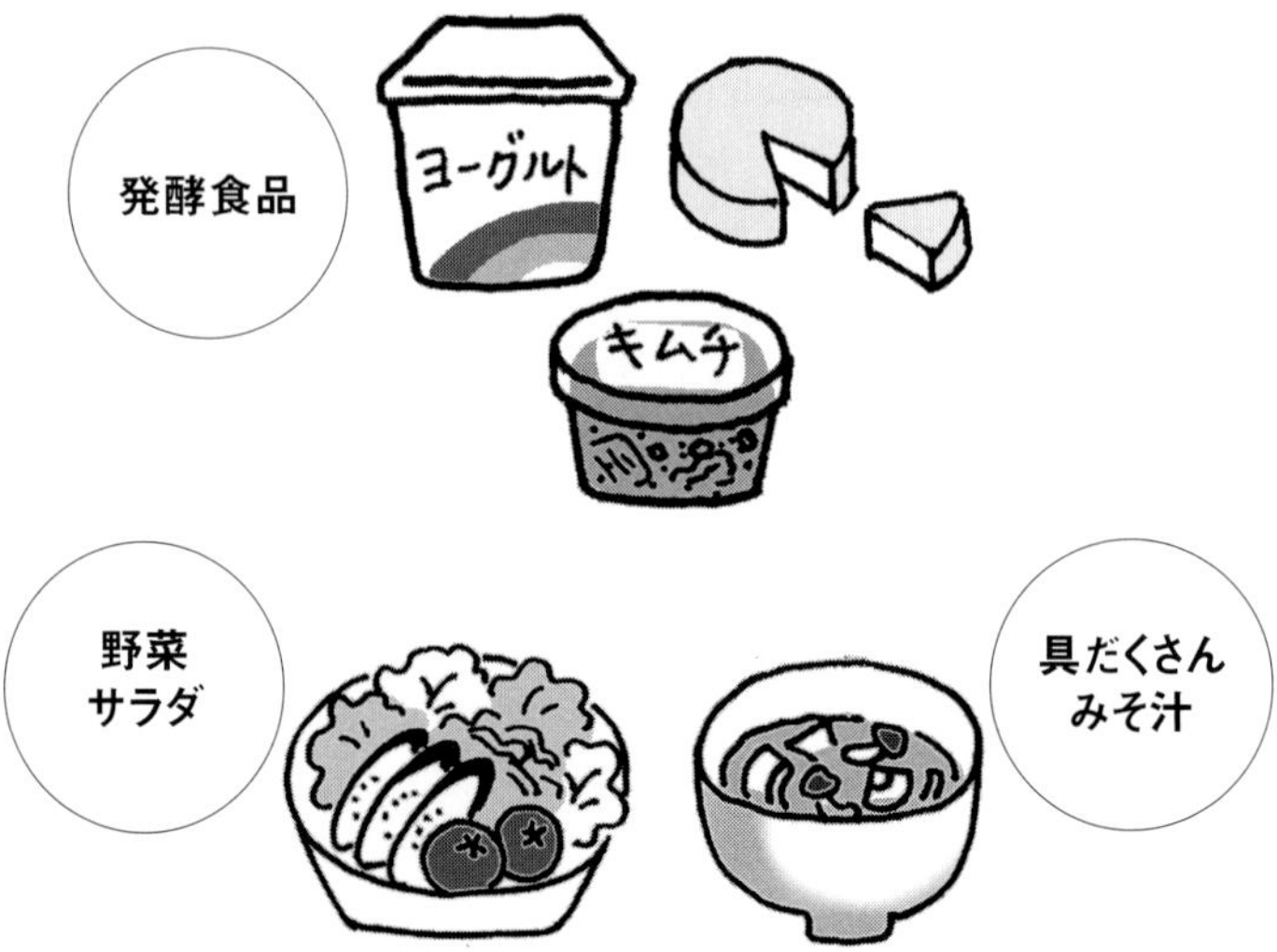
発酵食品
ヨーグルト
キムチ
野菜サラダ
具だくさんみそ汁

腸は免疫の中枢といわれます。また、腸はストレスを受けやすく、不安が続くと、便秘や下痢などを起こしやすくなります。

腸の健康を保つために、善玉菌を増やしてくれる発酵食品を食べています。しかも、腸内の善玉菌を活性化するには、いろんな種類の発酵食品を組み合わせて食べると効果的といわれているので、納豆とキムチ、麹甘酒とヨーグルトといった組み合わせを楽しんでいます（60ページ）。

食物繊維も腸にはいいので、野菜もたっぷり食べています。具だくさんみそ汁や野菜ジュースは効率的に野菜をとれるので、毎日の食卓に欠かすことができません。食品ひとつで自然免疫を上げると考えずに、総合力で対抗しています。

習慣

⑥

「離れて、つながる」という新しい作法

新型コロナの感染予防にはフィジカル・ディスタンシング（物理的距離）が大切です。でも、一歩間違うと、孤独や孤立を招きかねません。

僕は、緩和ケア病棟を回診するとき「患者さんに一回は笑ってもらう」を目標にしてきました。自粛生活でも、電話で話したり、SNSでやりとりするときに、できるだけ笑い合えるように心がけています。笑いは、体の余分な緊張をとりストレス解消になります。ストレスは免疫抑制作用のあるステロイドを分泌するので注意しています。

人や社会とつながることは認知症予防にも大事です。人と交流すると脳は活発に働きます。今こそ、うつ病や認知症を増やさないために、「社会的つながり」を大切にしています。

「笑い」はストレスや緊張を解きほぐす

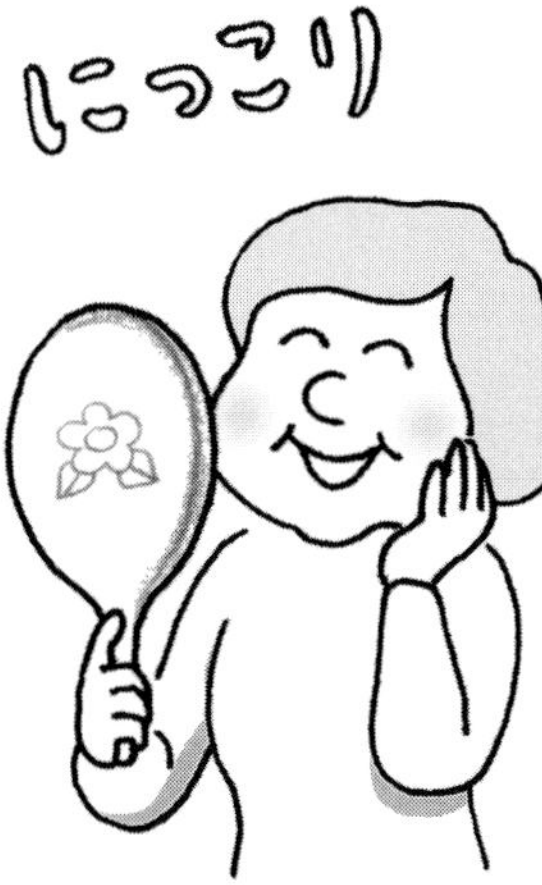

習慣

⑦

手洗い、換気、物理的距離で感染を防ぐ

健康的で清潔な生活を心がけよう!

ポイント

・手洗いは、手の甲、手のひら、指や爪の間、手首など、くまなく洗う。

・ドアノブやスマホ、ボタン、パソコンなどは触れる前に、まずアルコール消毒。

・外出時は必ずマスクを。帰宅後、衣服は洗濯かアルコールスプレーをする。

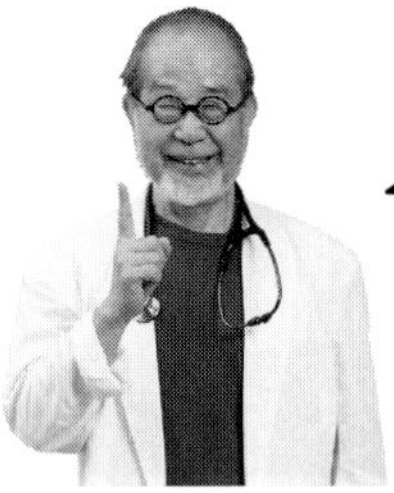

生活習慣を少し意識すれば、感染リスクを下げることができます。とにかくこまめに洗浄、消毒です。

新型コロナウイルスは濃厚接触による飛沫感染や接触感染で感染すると考えられています。感染予防として、帰宅したら玄関でアルコール消毒し、その後、水で石けんを使って手洗いをしています。食事の前も、必ず手洗い。一日10回以上は洗っています。外出時には、会話や咳やくしゃみで自分の飛沫を飛ばさないように、周りの人を守るためにマスクを着用しています。

部屋の換気にも注意しています。時々窓を大きく開けて、深呼吸すると気持ちもリフレッシュ。人と会うときは2mのフィジカル・ディスタンシングをとり、握手はしません。小さな孫とは、お尻とお尻でコッツンコ。感染に注意しながら、少しでも楽しめるように心がけています。

図解 鎌田實医師が実践している 認知症にならない29の習慣

鎌田實

朝日出版社

図解

鎌田實医師が実践している

認知症にならない29の習慣

はじめに

僕が信州に赴任したのは47年前。当時の長野県は脳卒中が多く、不健康な地域でした。脳卒中は病院で命を助けても、まひや認知症などの後遺症が残ります。地域に戻った患者さんの家では、介護地獄が待っていました。

地域で健康に暮らし続けるには、脳卒中にならないように予防すること、しかも、住民一人ひとりが自発的に実践できるようにすることが、重要な課題となりました。自分の健康を自分で守るためにどうしたらいいのか。食事や運動などの生活習慣について知ってもらい、生活パターンを変えてもらいました。その結果、長野県は平均寿命日本一の長寿県になりました。

そうやって培ってきた健康づくりのノウハウは、認知症予防にも共通するものが多くあります。この本では、そのノウハウと科学的データをまじえながら、僕が日ごろ実践している認知症予防の習慣について紹介していきます。

僕がこの本で強調したいのは、次の5つです。

1、「もの忘れが多くなってきた」は、生活習慣を見直すサイン

かつて認知症は「早期発見、早期絶望」といわれました。早く見つけても、「認知症」というレッテルを貼られ、絶望するだけという意味です。しかし、今は違います。認知症になる前の軽度認知障害（ＭＣＩ）の段階で対処すれば、半数は健常な認知機能に回復することができるのです。「もの忘れが多くなってきた」は絶望のサインではなく、生活習慣を見直すサインと前向きにとらえましょう。

2、体が若々しいと、脳も若々しい

老化をすすめるものとして「慢性炎症」と「フレイル」（虚弱）が注目されています。この2つの予防は、老化にともなって増える高血圧や糖尿病、動脈硬化、脳卒中、がん、うつ病などを防ぎ、要介護状態にならないようにするのと同時に、認知症の予防にもつながります。

慢性炎症とフレイルの予防によって、体を若々しくすれば、脳の若々しさも保つことになるのです。

3、毎日の運動で、認知機能を高める

運動が認知症予防に効果的というデータは世界中のさまざまな論文で発表されています。特に、ウォーキングのような有酸素運動と、スクワットのような筋肉を刺激する運動の組み合わせは、認知機能の向上に効果があるとされています。

鎌田式スクワットとかかと落とし、そして、速歩きとゆっくり歩きを組み合わせた「速遅歩《はやおそ》き」は運動習慣がない人でもかんたんに実践できる運動です。ぜひ、今日から始めてください。

4、野菜をたっぷりとって、魚を食べよう

老化をすすめる慢性炎症を抑えるには、野菜をたっぷりとることが大事です。野菜の色素には抗酸化力があり、慢性炎症を抑えてくれます。また、魚にはＤＨＡやＥＰＡといった脳の血流を高めるオメガ３脂肪酸が豊富に含まれています。筋肉の材料となるタンパク質も豊富で、フレイルを防ぎます。

5、人生を楽しむことが脳を活性化する

認知症の予防は大切ですが、認知症の予防のために生きているわけではありません。健康にいいからといって、つらいことをイヤイヤ続けるのは苦行です。

脳は、好きなことや楽しいことをすると、前向きになり活性化します。特に、人と楽しみを分かち合ったり、社会とかかわって自分の能力を発揮するという喜びは、人生の原動力になります。楽しむことは、認知症予防には大切なポイントです。

『平成30年版 高齢社会白書』で、介護が必要になった主な原因が発表されました。第1位は認知症（18・7％）です。できれば人生最後まで元気に過ごしたいというのは、だれもが願うことでしょう。

僕は今年73歳になります。時々人や物の名前を思い出そうとしてもなかなか出てこなかったり、会話に「あれ、あれ」が増えました。認知症は、他人事ではありません。いつまでも自分らしい生活を続けたいと思い、習慣を変える努力を始めました。

こうしたリアルな〝危機感〟をプラスに転じ、ぜひ、僕と一緒に「認知症にならない生き方」を実践してみませんか。それは、人生100年時代を最後までいきいきと生きる生き方にもつながるはずです。

鎌田 實

鎌田医師の一日　脳の健康のために実践していること

朝

- 起床後、庭へ出て、太陽の光を浴びながら、軽い運動をする。
- スクワット10回と、かかと落とし10回。
- 朝食は、野菜ジュースや具だくさんみそ汁で野菜たっぷり。
- 病院では、緩和ケア病棟などを回診。トイレまで速遅歩き。

昼

- 全国各地で講演。2時間近く立ちっぱなし。
  会場のみなさんとスクワットとかかと落とし。
- 昼食、茅野市にいるときには、おそばを食べることが多い。

夜

- 夕飯は、週4日は魚を食べるように心がけている。
- 「タン活（タンパク質活動）」をしているので肉もよく食べる。
- 新聞記事の中から4つの単語を選んで記憶する〈短期記憶の訓練〉。
- 11時ごろにはベッドに入り、就寝。

他には…

- イラクの難民キャンプで医療支援。災害地でボランティア。
- 月2、3回は、パーソナルトレーナーについて筋トレ。

若々しい脳のために、毎日これだけはやっています!

① 朝、起きたら、太陽の光を浴びる

② スクワットとかかと落としは10回ずつ、朝、昼、晩の3回

③ スキマ時間を利用して、速遅歩き一日15分

④ 一日野菜350gを食べる

⑤ 新聞を読んで、社会の動きに関心をもつ

⑥ 人と会話をする

⑦ 血圧と体重を測り、高血圧や肥満を予防

⑧ 質のよい睡眠をとり、ゆっくり脳を休める

鎌田医師の認知症を防ぐ 毎日習慣 3つの柱

鎌田式認知症予防

1 慢性炎症を抑える

2 フレイル予防

3 人生を楽しむ

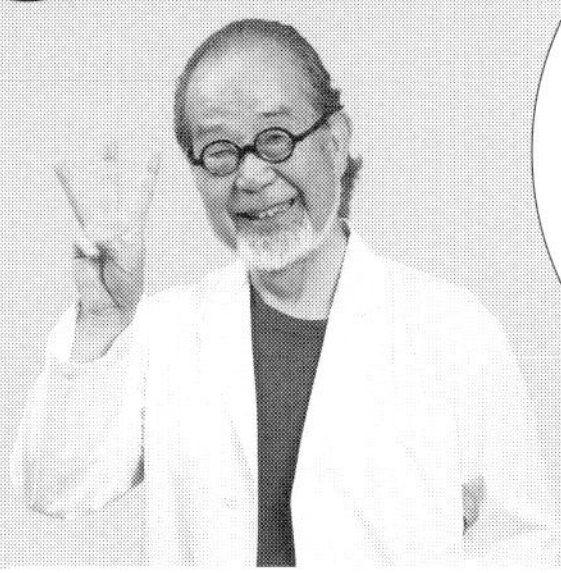

そのためにはどうしたらいい？

食事

→具体的な方法は
第2章p35から

◎抗酸化力の高い野菜を中心にたっぷりとる

◎魚の良質な油で、脳を若々しく

◎筋肉・骨をつくるタンパク質をとる

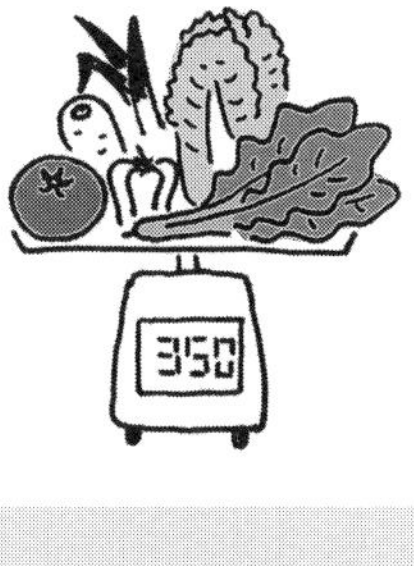

運動

→具体的な方法は
第3章p69から

◎スクワットで下半身の筋肉を丈夫に

◎かかと落としで骨粗しょう症予防

◎速遅《はやおそ》歩きで心肺機能を高める

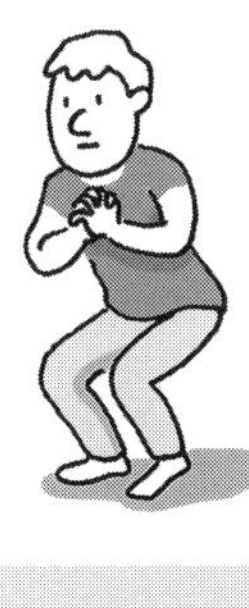

生活習慣

→具体的な方法は
第4章p85から

◎「食べる」「話す」「笑う」機能を保つため、口腔ケア

◎読書、映画鑑賞。感動したら、感想を書く

◎社会活動。趣味、地域活動、ボランティア

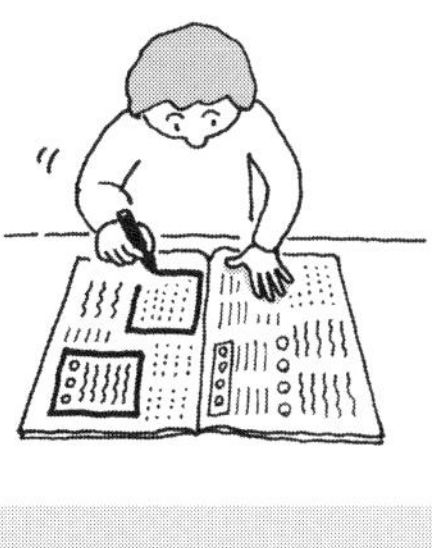

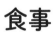

もくじ

第2章
賢く食べて、おいしく健康！

脳を元気に、若々しく保つ食べ方

第3章
日常の「動き」を運動に！ 鎌田式 ウォーキングと筋トレで、脳をイキイキ

第4章
意識と習慣を変えれば、毎日が「脳トレ」になる

第1章

認知症は生活習慣で防げる

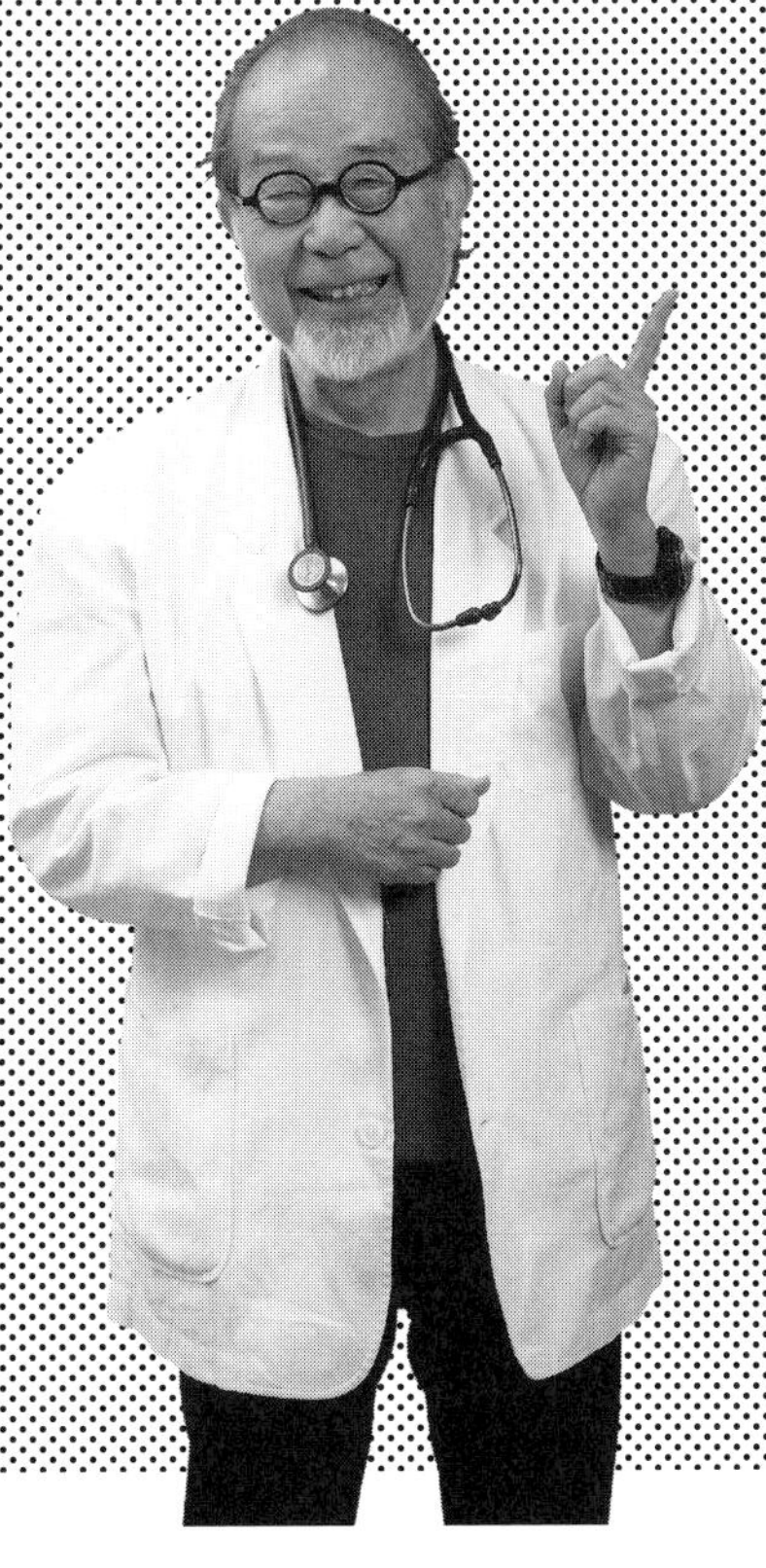

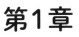

認知症「予備軍」を見逃さないで！

軽度認知障害は半数が回復する

現在、認知症の人は約460万人、予備軍である軽度認知障害（MCI）は約400万人いるといわれています。**現在の医学では認知症は完全に治すことはできません。でも予備軍の段階ならば防ぐチャンスが大いにあります。**

国立長寿医療研究センターが、軽度認知障害の人を4年間追跡調査した結果、**約半数が健常な認知能力に戻った**と報告しています。認知症を発症する前、**「もしかして？」と思った時点できちんと手を打つこと**が大事なのです。

同年代と比べて認知機能が低下

認知症になると日常生活にさまざまな支障をきたしますが、**軽度認知障害の場合はそれほど大きな支障はありません。**ただ、同年代の平均的な人よりも認知機能が低下しており、本人は「もの忘れがひどくなった」「仕事のミスが多くなった」など、内心悩んでいることが多いようです。

山本朋史さんもその一人。僕が以前、週刊朝日で連載していたときの担当編集者でした。彼は、60歳を過ぎたころからもの忘れの症状に気づくようになりました。1か月半の間に、ズボンのファスナーの締め忘れが13回、電車の乗り過ごしが13回、人の名前が出てこないのはもはや日常茶飯事だったといいます。

彼は、大学病院で、認知症かどうかを調べる４つの検査を受け、軽度認知障害と診断されました。その後、認知症デイケアに通い、**認知力アップトレーニングや絵画療法、楽器の演奏、筋トレなどに取り組みました。**結果、**3年ほどで健常な認知機能になり、軽度認知障害から回復**することができたのです。

山本さんのように、認知症の予備軍、軽度認知障害は生活習慣を改善し、体を健康にすることで、認知機能を回復することができます。たびたびもの忘れをするとドキリとしますが、落ち込んではいけません。脳の健康を保つための〝いい警告〟だと前向きにとらえましょう。

軽度認知障害のかんたんチェック

前頭葉の働きをみる3つの質問

僕は内科外来で、認知症が疑われる人には次のような質問をしています。

「今から言う4つの数字を覚えておいてください」

「0、6、2、8」

ここで話を変えます。

「今日は何月何日ですか」

「あなたの年齢は？」

「さて、先ほどの数字を反対側から言ってみてください」（「8、2、6、0」が正解）

これらの問題は、ワーキングメモリという脳の前頭葉の働きをチェックしています。

ワーキングメモリは、何かの作業をするときに必要な情報や記憶を短期的に保持しておくことで、これがうまく働かないと、作業がはかどりません。人の話を聞きながら説明したり、質問したりするのも、このワーキングメモリが働いているといわれます。


4つの数字を反対側から言うことができなかった人は、ワーキングメモリが低下している可能性があります。4つの数字を短期的に記憶しておかなければ、反対側から読み上げることもできないからです。

また、毎日更新される「今日の日付」や、毎年更新される「年齢」を正しく記憶できているかどうかも、ワーキングメモリに関係しています。

空間認知能力をみるチューリップテスト

もう一つ、患者さんと向かい合って座り、僕の真似をしてもらうテストがあります。まず、両手の親指と親指、小指と小指、手首をくっつけて、チューリップの花が開いているような形をつくります。いったん手を離して、左手の親指と右手の小指、左手の小指と右手の親指をくっつけます。この動きを見せてから、いったん両手はひざの上におき、「さあ、同じようにやってみてください」と言います。最初のチューリップの形ができる人はたくさんいますが、次の手を回転させる動きができない場合、空間認知能力が低下している可能性が考えられます。認知症は、空間認知能力も障害されることが多いので、認知症や軽度認知障害に気づく一つの目安になります。

これらの質問で、認知症や軽度認知障害の疑いが強い場合は、もの忘れ外来や認知症外来などの専門外来を紹介しています。

専門外来では、問診や、改訂 長谷川式スケールなどの検査をしたり、必要に応じて脳の画像検査などを行い、詳しい診断をすることになります。

最近、もの忘れが多くてちょっと気になるという人は、ぜひ、やってみてください。

やってみよう！

認知症チェック　チューリップテスト

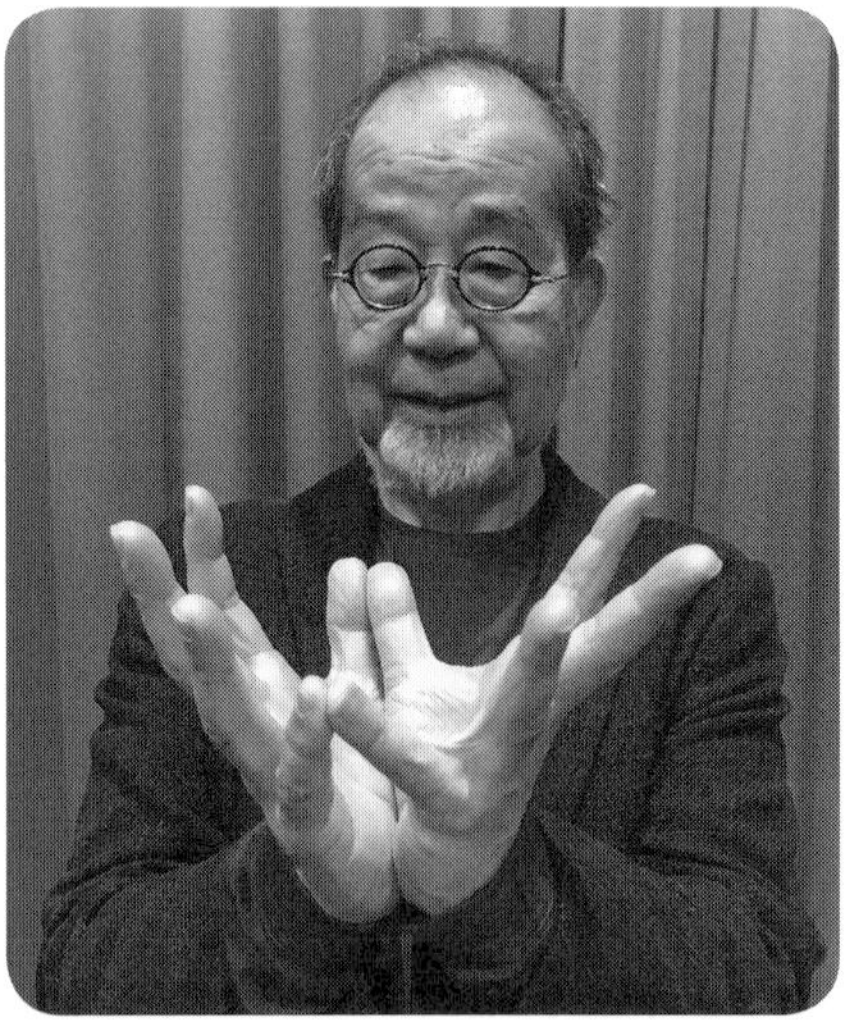

1　両手の親指、小指、手首をつけて、チューリップのような形をつくる。

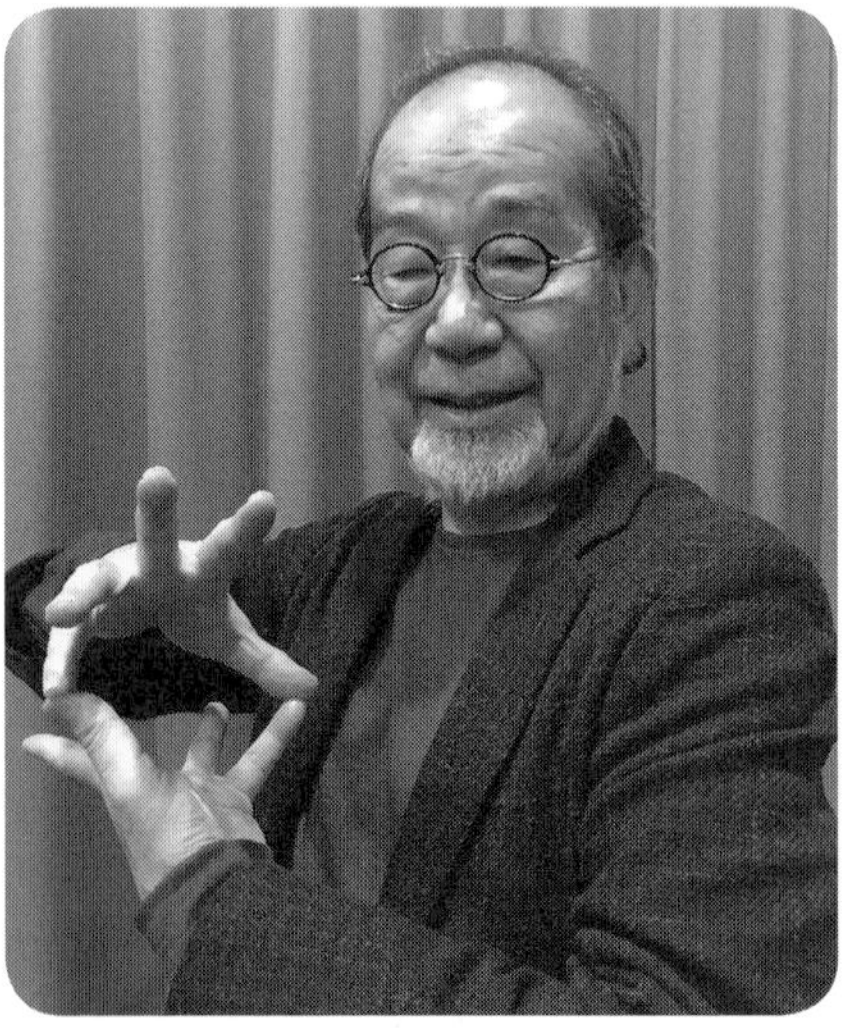

2　左手の親指と右手の小指、左手の小指と右手の親指をつける。

こんな症状は、生活習慣を見直すサイン

早期発見の目安

認知症のはじまりは日常にひそんでいます。老化にともなうもの忘れと見分けがつきにくいので、ほんの少しの変化も、実は認知症のサインだったということもあります。「年のせい」と済ませることなく、次のチェックリストを参考にして、早期発見に努めましょう。

症状の現れ方は、認知症のタイプによって異なります。「アルツハイマー型認知症」や「脳血管性認知症」は初期でも、もの忘れが目立ちますが、「レビー小体型認知症」では実際にないものが見える（幻視）や「前頭側頭型認知症」では人柄が変わるなどの症状が目立ちます。**「認知症」＝「もの忘れ」だけではない**ことも、ちょっと覚えておいてください。

実は僕も、書斎へ資料を取りにいって、他の書類を読んでいるうちに、自分が何をしにきたのか忘れてしまう。そんなことが時々あります。

一瞬ドキリとしますが、いきいきとした脳を保つための〝よい警告〟と前向きにとらえています。怖い気持ちも理解できますが、**より早い段階ならば脳の衰えの傾斜をもっと緩やかに、そして現状を保つことも可能**なのです。

認知症の初期症状 チェックリスト

2つ以上該当するようなら医療機関に相談しましょう。

【もの忘れ】

- □ 同じことを何度も質問してしまう
- □ 約束をすっぽかしたり、ダブルブッキングしたりする
- □ 財布などのしまい忘れや、大切なものをよく失くす
- □ 料理が得意だったのに、鍋を焦がすことが多くなった
- □ 最近の出来事など、そのこと自体は憶えているが、「いつ」「どこ」という具体的なことの記憶があいまい

【気力の低下】

- □ 外出がおっくうになり、閉じこもりがちになった
- □ おしゃれや身だしなみにかまわなくなった
- □ 新しい仕事や新しい道具の使い方を覚えようとしない

【空間認知能力、理解力の低下】

- □ 矢印などの記号や地図が読めなくなった
- □ 話のつじつまが合わない

【人柄が変わる】

- □ その場にそぐわない、場違いな行動をとる
- □ 急に怒りだしたり、泣き出したり、感情の起伏が激しい

【その他】

- □ 手足の震えやまひ、言語障害などがみられる
- □ 実際にはいない人や動物、虫などが見える
- □ 同じ行動や動作、言葉など繰り返し反復する

認知症予防のカギは、「慢性炎症」と「フレイル」対策

身の回りにある認知症リスク

認知症のリスクには、さまざまなものがあります。「運動不足」「肥満」「高血圧」「糖尿病」「難聴」「うつ病」「社会的な孤立」「喫煙」「虫歯・歯周病」「高コレステロール値」「アルコールの飲みすぎ」など、中高年にはどれも身に覚えのあるものばかりです。言いかえれば、**認知症はだれもがなる可能性がある**ということです。

さまざまな病気を起こす「慢性炎症」

認知症は、老化と大きくかかわっています。その**老化をすすめるものとして、「慢性炎症」**が注目されています。

切り傷をつくったときに、皮膚が赤く腫れて痛んだり、肺炎などは「急性炎症」です。これに対して、**慢性炎症は、老化に伴ってじわじわと続く炎症**のこと。弱い炎症で、気づかないうちに進みますが、さまざまな病気を引き起こすと考えられています。

認知症もその一つ。弘前大学の若林孝一教授は認知症などの神経難病の病態解明を研究している病理学者ですが、彼と講演をしたときに、「**アルツハイマー型認知症のはじまりも、慢性炎症か**」

との僕の質問に、先生は「そうです」と答えました。

さらに、**慢性炎症は高血圧や糖尿病、脳卒中、肥満、高コレステロール値、うつ病といった、認知症リスクを高める病気の発症**にもかかわっています。

「フレイル」が要介護の原因に

もう一つ、老化をすすめ、**要介護の原因になりやすいものに「フレイル」（虚弱）**があります。

フレイルは次の3つに分けられます。

「身体的フレイル」……筋肉が衰え、体を動かすことが少なくなることで全身の機能が低下します。

「口腔フレイル」……口の周りの筋肉の衰えや歯周病などで噛む、飲む、食べる機能が低下し、栄養状態が悪くなります。話すための機能も衰えます。

「社会的フレイル」……社会とのつながりが減り、家に閉じこもりがちになることで、体だけでなく、心の機能も低下していきます。

この3つは関連し合っています。口腔フレイルで栄養が不足して筋肉が減ると、身体的フレイルにつながり、さらに社会的フレイルになるというように、一つのフレイルが別のフレイルの原因となり、負のスパイラルに陥っていくのです。

フレイルの予防には、**筋肉を衰えさせないように運動することと、タンパク質たっぷりの食事を、口からしっかりとること。そして、ただ筋肉をつけるだけでなく、社会とつながりをもち、人生を楽しむこと**が体と心の健康には重要です。

「慢性炎症」と「フレイル」の予防がカギ

認知症予防には、慢性炎症を抑え、フレイルを予防することが大切です。

どちらにも共通していることが多く、無縁ではありません。たとえば、フレイルを予防するための運動は、慢性炎症を抑え、高血圧や血糖値を下げることができます。口腔フレイルを予防するための口腔ケアは、慢性炎症を起こす歯周病の予防になります。また、社会的フレイルを予防すれば、生活が活動的になり、全身の慢性炎症も抑えることができるのです。

最近、めっきり物覚えが悪くなった鎌田は、スクワットとかかと落としをし、歯間ブラシで口腔ケアをし、外で人と会うように心がけています。第2章以降で具体的に紹介していきましょう。

習慣 ①

高血圧を予防して、認知症リスクを下げる

中年期の高血圧に注意

高血圧は、認知症リスクの一つです。

米国ジョンズ・ホプキンス大学の研究で、血圧が１４０／90㎜Ｈｇを超えると、正常血圧の人よりも認知症リスクが49％高まることがわかりました。

僕は３年ほど前、血圧が１３６／84ぐらいでした。高血圧症の診断基準は「収縮期血圧１４０以上」または「拡張期血圧が90以上」です。僕の場合は高血圧症とはいえないものの、生活習慣を改善して、正常血圧を目指したほうがいいボーダーラインでした。

ちなみに、日本高血圧学会のガイドラインでは、１２０／80未満を「正常血圧」として、これを上回るすべての人は、生活習慣を改善したほうがいいとしています。

この根拠の一つになったのは、米国オハイオ州ケース・ウェスタン・リザーブ大学などのメンバーによる研究論文。上の血圧１２０未満を目指す厳格降圧治療グループと、１４０未満を目指す標準降圧治療グループに分けて比べたところ、心血管病による死亡リスク、心不全リスク、全死亡リスクにおいて、厳格グループのほうが低いことがわかったのです。

高血圧症ではなくても、「120／80未満」を上回る人は、生活習慣を改善して、**上が120未満、下が80**未満を目指すことが大事ということです。僕は血圧を少しでも下げる生活を心がけています。

運動と減塩で正常血圧に

高血圧は、運動不足や塩分のとりすぎ、肥満などと大きくかかわっています。そこで僕は、運動と食事で工夫し、体重が9kg減り、BMIも27から25へと下がりました。

血圧も、薬に頼らず136／84から106／74へ下がり、正常血圧になりました。

一日の食塩摂取目標量は、男性7・5、女性6・5g未満ですが、僕はせめて9g以下にしようと思い、ナト・カリ塩や減塩しょうゆに変えました。野菜ジュースや具だくさんみそ汁、サラダ、煮物などで一日350gの野菜をとるようにしています。

また、ちょっとした**移動時間を活用して、速遅歩きスクワットなどの運動を習慣にしました。**副交感神経を優位にして、リラックスすることも大事。仕事の合間に深呼吸や全身のストレッチをしたり、ぬるめの風呂に入浴し、全身の疲れをとっています。

鎌田の高血圧予防習慣

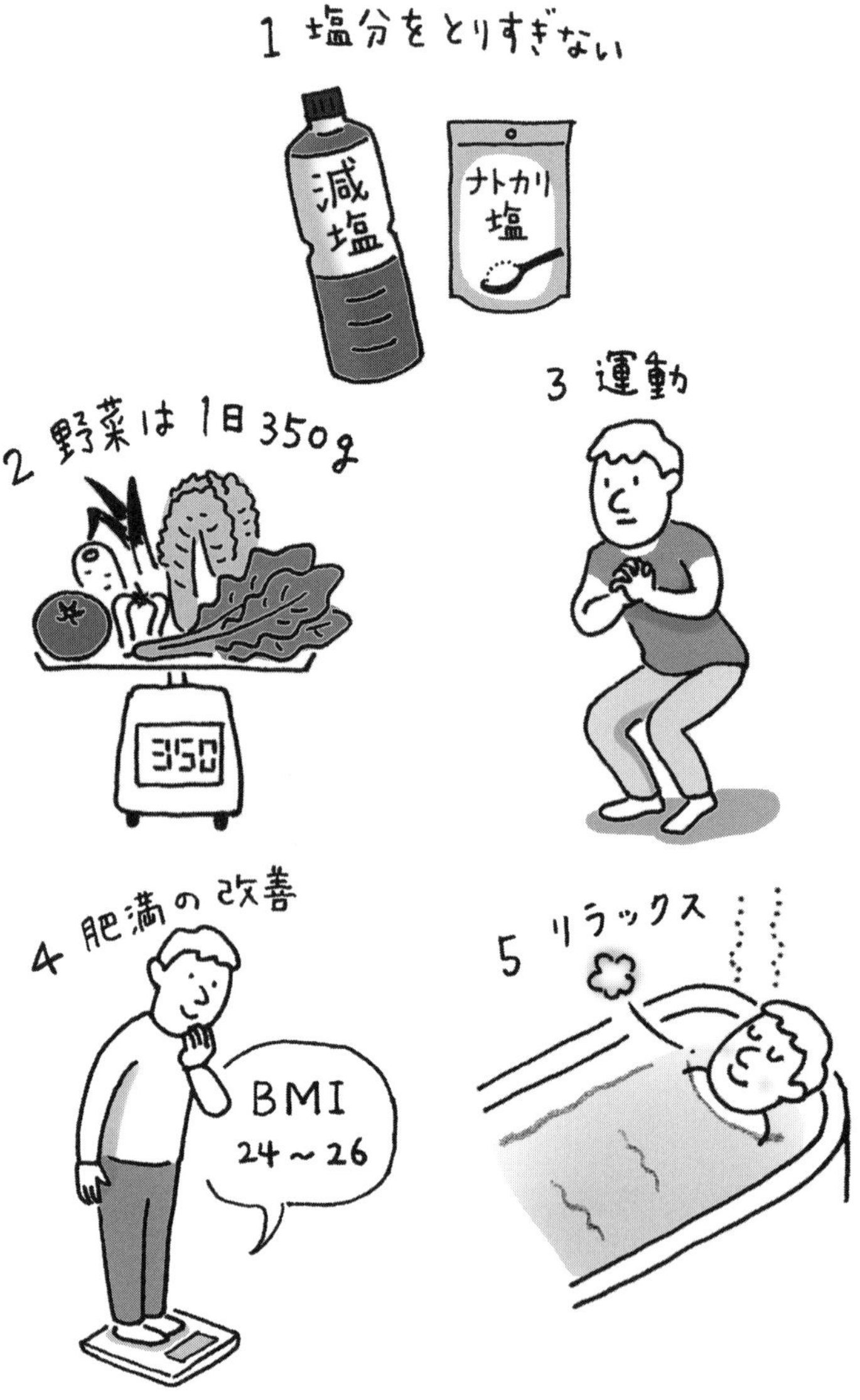
1 塩分をとりすぎない
減塩
ナトカリ塩
2 野菜は 1日 350g
350
3 運動
4 肥満の改善
BMI
24～26
5 リラックス

習慣

②「野菜」と「運動」で慢性炎症を抑える

糖尿病は認知症になりやすい

糖尿病の人は血糖値が正常な人に比べて約2倍、認知症の発症リスクが高くなります。血糖値が上がると慢性炎症が進むため、認知症のリスクが高くなると考えられているのです。また、新型コロナウイルスやインフルエンザウイルスでも、糖尿病のある人の致死率は上がります。

というと、既に糖尿病を発症した人はガッカリするかもしれません。でも、あきらめないでください。糖尿病になっても血糖値をコントロールすることで、認知症リスクを下げることができます。また、糖尿病ではない人も、まったく安心というわけではありません。血糖値が高くなると慢性炎症が起こるので、できるだけ血糖値が上がりすぎないようにする工夫が必要です。

野菜と有酸素運動を味方に

血糖値を上げないようにするには、野菜をたっぷりとることと、運動することです。

野菜に含まれる色素の抗酸化力は慢性炎症を抑え、食物繊維は食べすぎを防ぎ、血糖値の上昇も抑えてくれます。

運動では、ウォーキングなどの有酸素運動が、血糖値を下げる効果があります。また、かかと落としのような骨に衝撃を与える運動は、骨からオステオカルシンという物質が分泌され、糖尿病を改善・予防すると報告されています。

僕がかかと落としを継続しているのには、理由があります。血のつながった父が糖尿病で透析治療を受け、最後は脳卒中で亡くなったと聞きました。僕も「糖尿病になりやすい体質」を受け継いでいる可能性があるのです。一年に数回、血液検査をしていますが、今のところすべて正常値です。

ただし、糖尿病は遺伝的な素因だけでなく、食生活や運動、肥満、加齢、ストレスなどの環境的な因子も発症にかかわっています。かりに親から「糖尿病になりやすい体質」を受け継いでいたとしても、生活環境を変えることで、糖尿病を防ぐことができます。

習慣

③ ストレス太りは運動で断ち切る

ＢＭＩ30以上の肥満は要注意

肥満も要注意です。**中年期に肥満だった人は認知症リスクが高い**、と発表したのはスイスのジュネーブ大学の研究です。

特に、**ＢＭＩ30以上の人は要注意**ということがわかりました。ちょい太め程度（24～26）ならいいのですが、明らかな肥満は認知症リスクが高いと考えて、メタボ対策をしないといけません。

肥満の原因はさまざまですが、一つにストレスがあります。**ストレスが肥満を誘発し、肥満が認知症を起こしやすくする**。この悪い回路を確実に断ち切るために、僕は**運動**をおすすめします。詳しくは第3章で紹介します。

BMIの計算方法

$$\frac{\text{体重}\ \square\ \text{kg}}{\text{身長}\ \square\ \text{m} \times \text{身長}\ \square\ \text{m}} = \underset{\text{BMI}}{\square}$$

BMIによる肥満の判定

18.5未満	やせている
18.5～25未満	普通
24～26	ちょい太め
27以上	肥満

→ 30以上は要注意！

遺伝子検査より健康的な生活

　認知症になる可能性があるかどうか、認知症遺伝子の「アポＥ４遺伝子」を検査することができます。

　でも、必要性を感じません。

　鎌田自身はしません。

　アポＥ４遺伝子をもつ人で認知症を発症するのは１/３といわれています。

　慢性炎症が遺伝子をスイッチオンにするのです。

　結局、慢性炎症に注意すればいいのです。

　認知症になるかもしれないと怯え、うつになったり、無気力になったりしたのでは元も子もありません。それよりも、慢性炎症とフレイルを予防しながら、前向きに生活していくほうが、脳の健康のためにはずっといい選択です。

習慣 ④

パタカラ体操とオデコ体操

口の機能の衰えを防ぐ

歯周病菌は慢性炎症を起こし、動脈硬化や認知症を引き起こすといわれています。いつまでも自分の口から食べられるように、口の中をきれいにすると同時に、おしゃべりをしたりして、よく口を動かしましょう。**話す、食べるなど、口の機能が低下する「口腔フレイル」を予防することで、認知症予防**につながります。

僕は、朝起きるとすぐにうがいをします。歯周病菌が口に溜まっている可能性があるからです。食事の後も、歯磨きができないときは、せめてうがいをするようにしています。

カンタン！　お口の筋活

口腔フレイルを防ぐ方法は3つあります。

- **食後、きちんと歯磨きをする**
- **おしゃべりをする、歌う**
- **「パタカラ」と「オデコ」体操**

「パタカラ」体操は、「パタカラ、パタカラ、パタカラ……」と声に出すだけ。「パ」の音は口の周りの筋肉を若返らせ、「タ」の音は舌の動きをよくし、「カ」の音は飲み込みをよくする、「ラ」の音は口全体を鍛えます。

僕は、忙しいとき「パタカラ」をできるだけ早く繰り返します。これはアンガーマネジメント（怒りの感情を抑える方法）にもなります。ムッとして周りにいる人を怒ってしまいそうなときに、パタカラ、パタカラ……と6秒、繰り返すようにしています。怒りは6秒程度でピークが過ぎるといわれています。するともう少しおだやかに話せるようになるのです。

僕がやっている、とっておきの方法をもう一つ教えましょう。

「オデコ」体操です。へそをのぞき込むように下を向き、オデコに手のひらを当てて、手とオデコを押し合います。のどのあたりを意識してグッと力が入っていればOKです。

移動の列車の中などの空き時間にやります。だれかに見られても、考えているように見えるのでオススメ。頸部の筋肉強化をして誤嚥を起こしにくくするなど、口腔フレイルの予防になります。

やってみよう!

パタカラ体操

パタカラ、
パタカラ、
パタカラ……

できるだけ早く
繰り返す

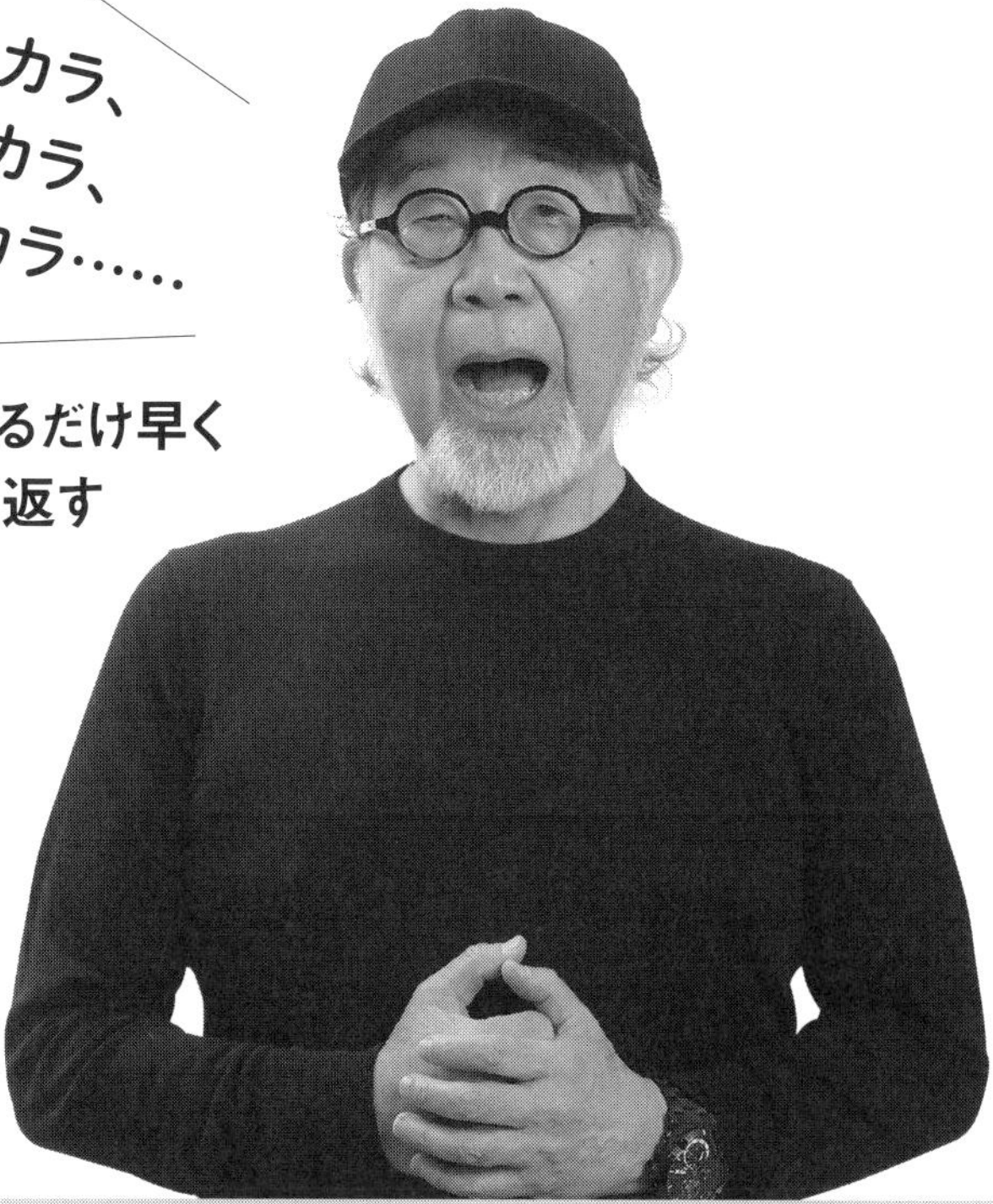

パ 口の周りの筋肉を若返らせる

タ 舌の動きをよくする

カ 飲み込みをよくする

ラ 口全体を鍛える

やってみよう!

オデコ体操

- へそをのぞき込むように目線は下に
- オデコに手のひらを当てて、手とオデコを押し合う。5秒キープ
- のどを意識する

1日10回
やろう

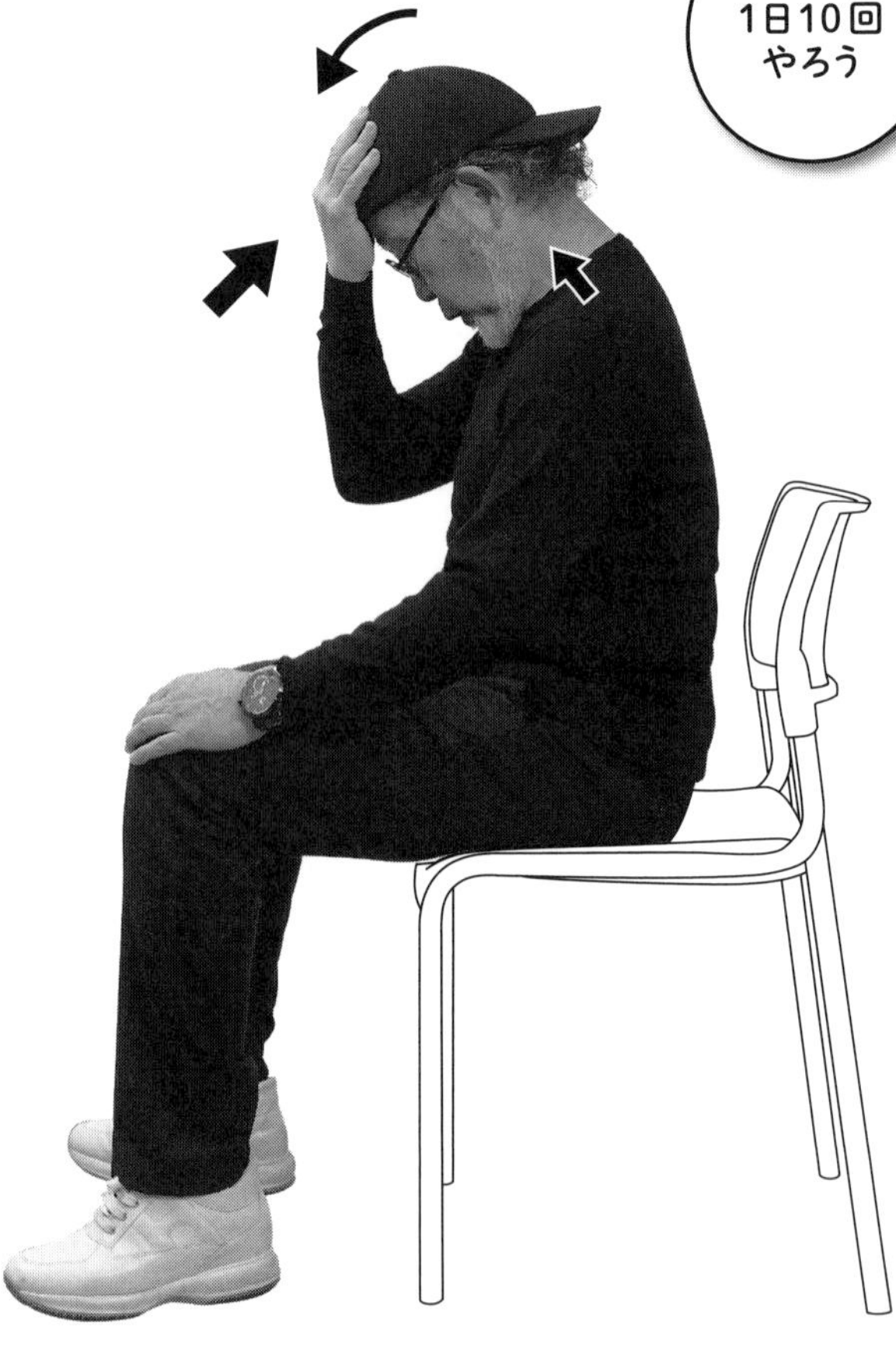

第2章

賢く食べて、おいしく健康！

脳を元気に、若々しく保つ食べ方

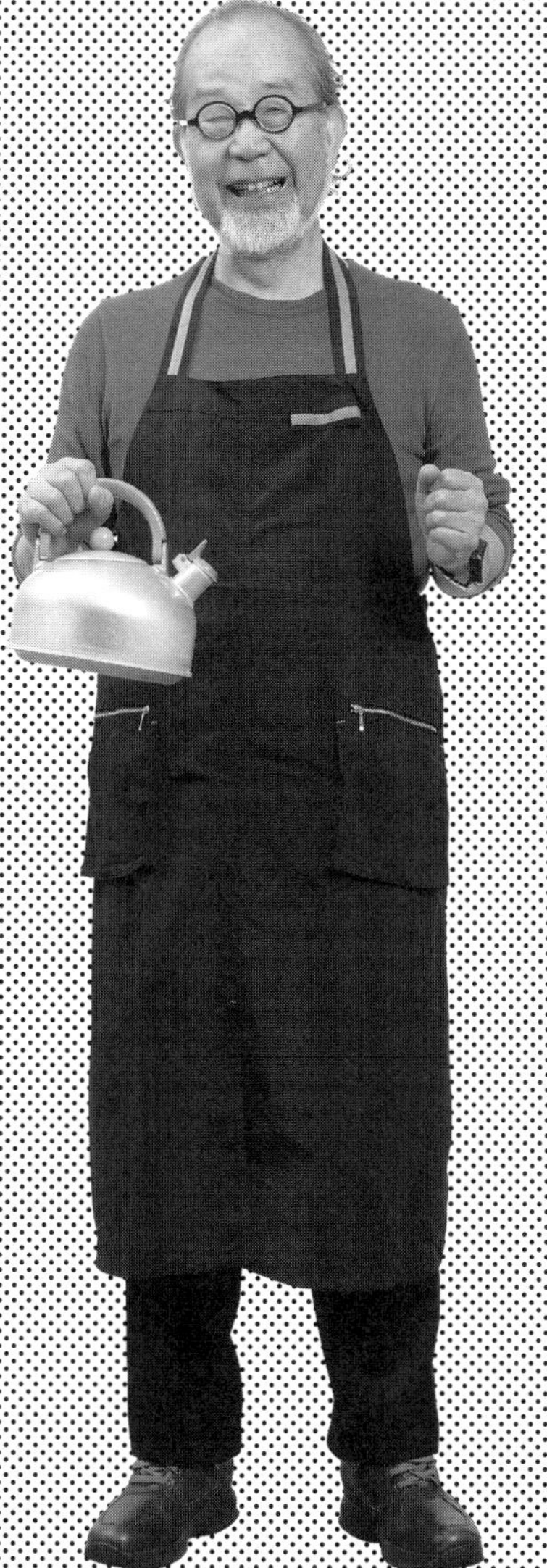

習慣

⑤ 野菜は具だくさんみそ汁とジュースでとる

「具だくさんみそ汁」は、僕の朝食の定番です。具にする野菜は、葉物でも根菜でも、残った野菜の切れはしでもOK。野菜の旨味がいい出汁になります。薄くしていないけれど、**汁が少なくなるので塩分摂取量が減り**血圧は下がってきます。

地域にも「具だくさんみそ汁」が広がっていきました。その結果、**長野県は脳卒中が減り、がんの死亡率も全国平均よりダントツに低い県になったのです。**

みそにも老化をすすめる活性酸素を消す作用があります。ともに抗酸化力をもつ野菜とみそを組み合わせた「具だくさんみそ汁」は、認知症予防の大きな味方になるでしょう。

抗酸化力と食物繊維が健康を守る

かつては脳卒中の多い地域だった長野県で、僕は40年以上前から、年間80回、公民館に出向いて、脳卒中を予防する方法を伝えました。具体的には**塩分を控えることと、野菜を食べること**です。そこで食生活改善推進委員の女性たちが考えてくれたのが野菜たっぷりの「具だくさんみそ汁」です。

野菜には、抗酸化力の高いβカロテンやリコピンなどのポリフェノールが含まれており、脳の神経細胞を保護し、認知機能の低下を抑えてくれる作用があると推測されています。

野菜＋みそは、抗酸化力の最強コンビ

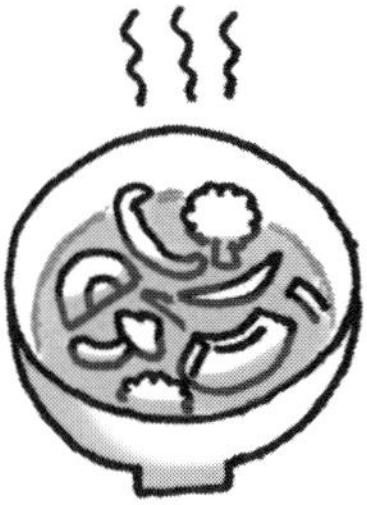

＼ 汁は少なめ、具だくさん! ／

鎌田式みそ汁 オススメ食材

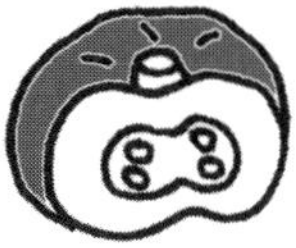

かぼちゃ

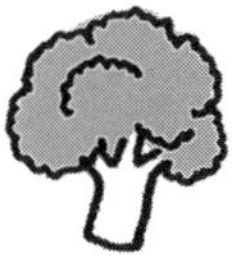

ブロッコリー

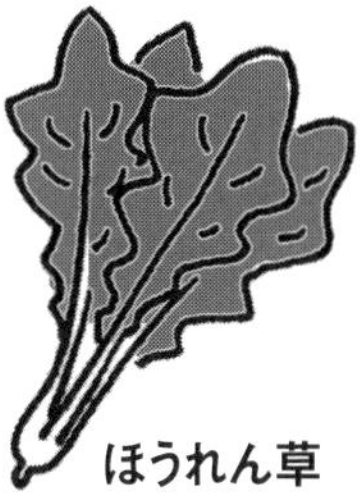

ほうれん草

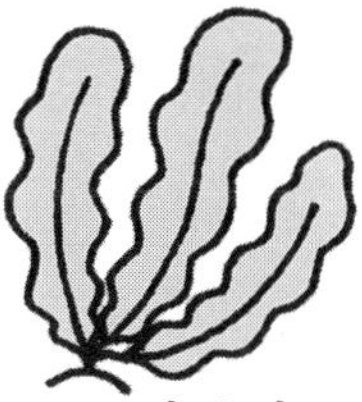

わかめ

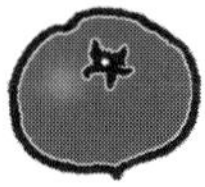

トマト

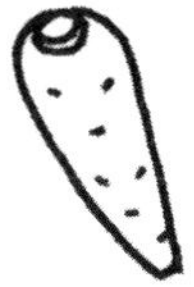

にんじん

パプリカ

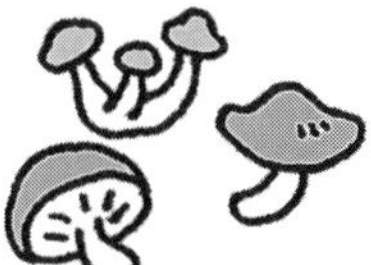

きのこ

玉ねぎ

ほかにも ・大根 ・こんにゃく ・ごぼう など

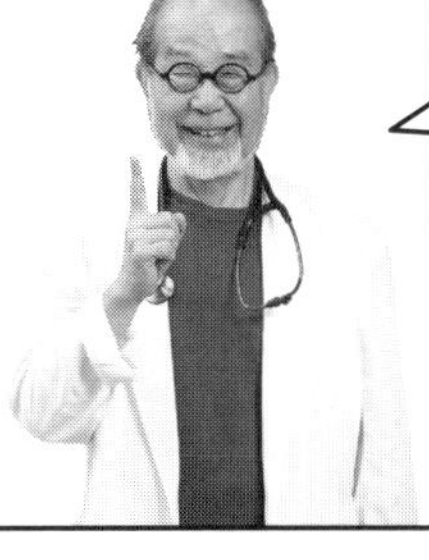

基本はその時にある野菜でOK。抗酸化力が高い、緑黄色野菜や旬の食材、キノコや根菜、海藻類も栄養価が高いのでオススメ

効率よく野菜をとるならジュースで

僕は日常的に、講演などで全国を飛び回っています。外食でも、できるだけ野菜をとるように心がけていますが、そんなときに心強い味方が野菜ジュースです。

なんといっても野菜を効率よくとれるのが利点です。厚生労働省は一日350gの野菜を推奨していますが、ジュースなら一度に一日の必要量の6〜7割の野菜はとれるでしょう。

アメリカのヴァンダービルト医学校の研究では、**野菜ジュースを週3回以上飲む人は、1回以下の人よりも、アルツハイマー型認知症の発症率が76%も少ない**という報告をしています。

乳製品とえごま油を加える鎌田式健康ドリンク

僕はもう何年も、自家製や市販の野菜ジュースを飲んでいます。自家製といっても、ミキサーに野菜や果物などを入れて混ぜるだけ。加熱でビタミンを壊すことなく、多くの野菜がとれ、葉や皮なども丸ごと使えば食物繊維もたっぷりです。

また、**野菜や果物に含まれるポリフェノールが、認知症の抑制に関係する**と考えられています。僕はこれに、**牛乳かヨーグルト、ごま、小さじ1杯のえごま油を入れています。えごま油はオメガ3脂肪酸で、血液をサラサラにして、脳血管性認知症や心筋梗塞などのリスクを減らしてくれます。**

＼ 材料切って入れるだけ！ ／

鎌田式 野菜ジュース

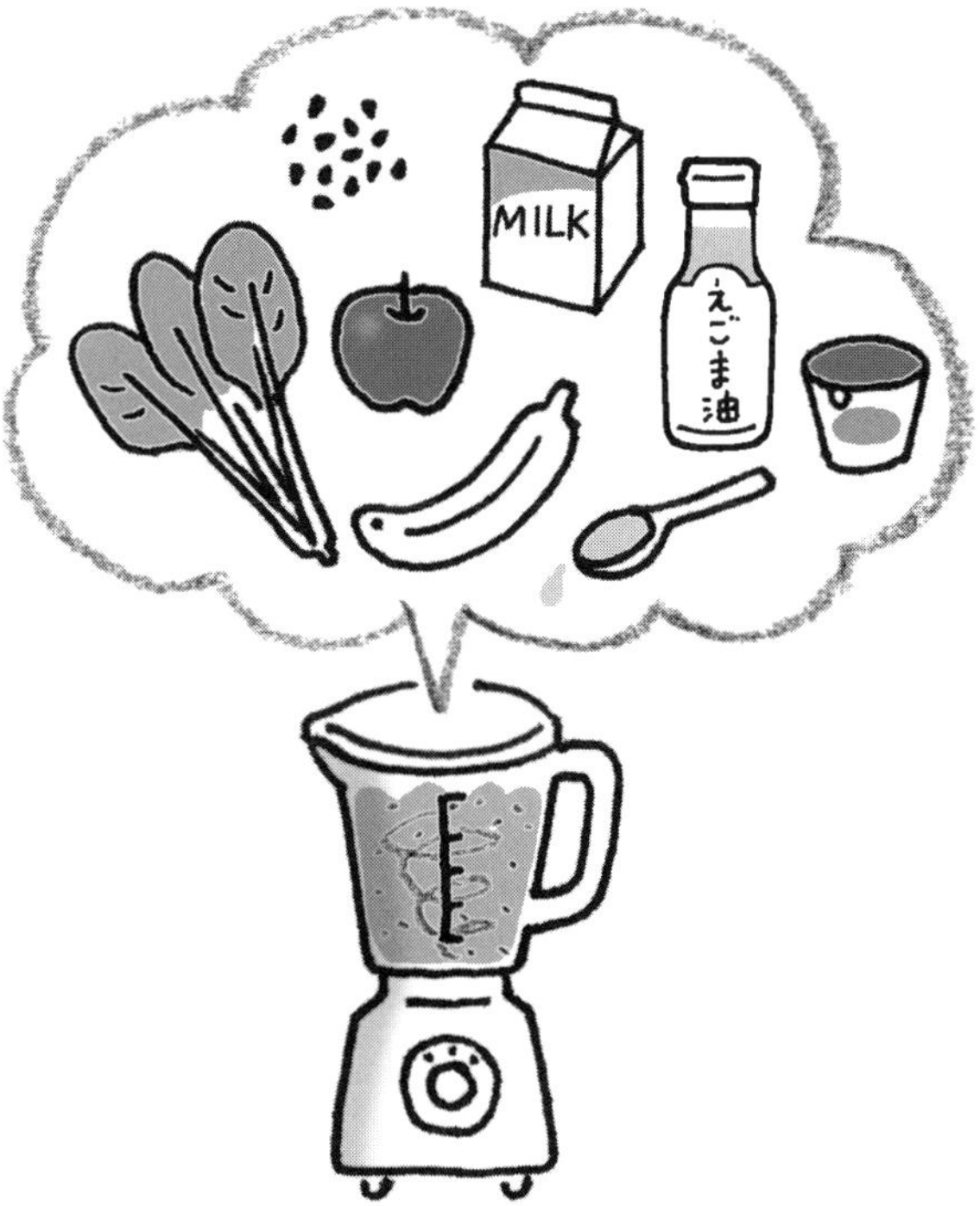

ほうれん草や小松菜などの野菜に、りんご、バナナなどの果物、
牛乳（豆乳でも可）かヨーグルト、ごまをミキサーで混ぜ、
小さじ1杯のえごま油を入れる。

習慣

⑥ 週2回以上は、青魚を食べる。刺身や缶詰がオススメ

魚に含まれる良質な油が脳を活性化

肉大好きの僕は、ステーキやトンカツをよく食べますが、選べるときにはできるだけ魚を注文することにしています。**特に青魚であるサバやサンマ、イワシには、ＤＨＡやＥＰＡというオメガ3脂肪酸がたくさん含まれているからです。**

オメガ3脂肪酸は、抗酸化力が高く、悪玉ＬＤＬコレステロール値を下げ、動脈硬化を防いで血液の流れを改善する効果が知られています。脳の神経細胞の育成や維持にも関係が深く、脳内のＤＨＡ濃度が下がると認知機能が低下するといわれているのですから、食べない理由はありません。

また、京都大学の研究では、**ＤＨＡがアルツハイマー型認知症の進行を抑え、神経細胞死も抑える働きがある**ことがわかりました。

油を逃さないように調理

アメリカのタフツ大学の研究では、**魚を週2回食べている人は、月1回しか食べない人に比べて、アルツハイマー型認知症の発症が41％減少する**と発表しています。僕はその2倍以上、週4～5回は魚を食べています。

ＤＨＡとＥＰＡは青魚のほか、マグロやウナギ、サケなどにも含まれています。**ＤＨＡは加熱に弱いので、生の刺身が一番**です。マグロ（トロ）の刺身なら2～3切れで十分。**魚の鍋やスープ、缶詰など、煮汁も一緒にとれるものもオススメ**です。

かんたん
脳活
レシピ

サバ缶けんちん汁

材料

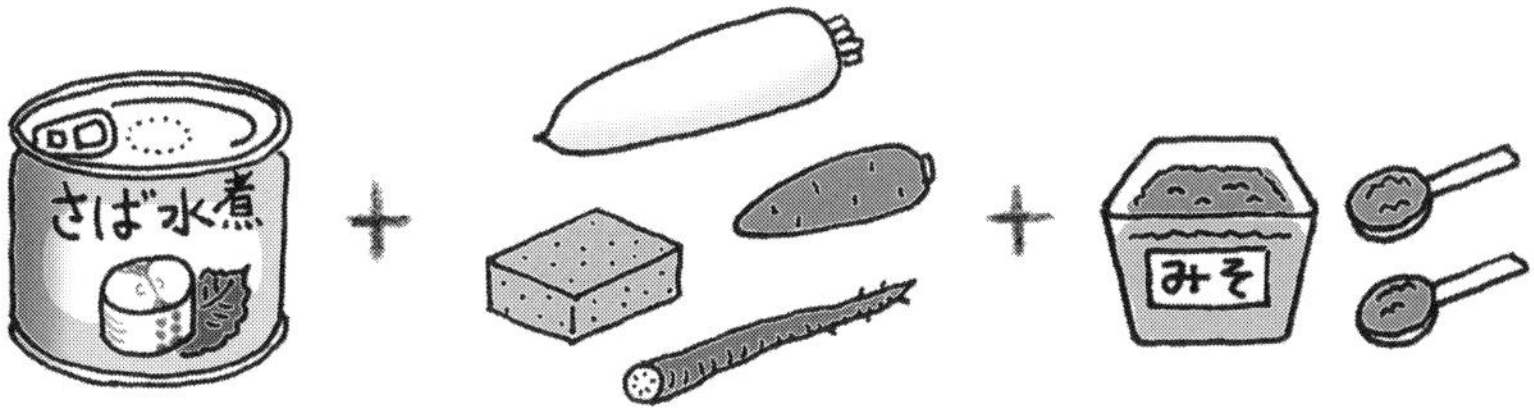

サバの水煮缶　＋　野菜　＋　みそ

作り方

1. 鍋に400ccの水を入れ、大根、にんじん、ごぼう、こんにゃくなどを切って煮る
2. 野菜が柔らかく煮えたら、サバの缶詰1缶を汁ごと加え、みそ小さじ2と、ねぎを加える

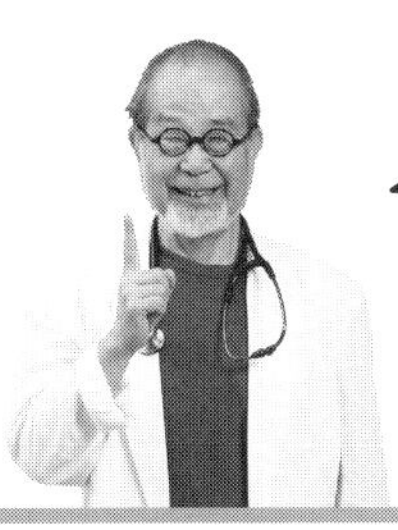

サバの良質な油と野菜が一緒にとれ、栄養満点! 根菜は、冷凍食品を活用するとパパッと完成。

習慣

⑦ サケ、エビなどの「赤い色素」が、脳の栄養に

赤いパワー　アスタキサンチン

赤い魚や海産物にもすごいパワーがあります。アスタキサンチンという色素で、サケやカニ、サクラエビ、イクラ、タラコ、キンメダイなどに含まれており、高い抗酸化力をもっています。その抗酸化力は、ビタミンCの6000倍ともいわれています。しかも、**アスタキサンチンは脳血液関門（脳細胞に直接、到達できないような仕掛け）を通過し、脳にダイレクトに届く脂溶性の抗酸化物質。活性酸素によるダメージから脳を守ってくれる**のではないかと期待されています。

筑波大学の研究班は、**アスタキサンチンの摂取と軽い運動によって、記憶力がさらに高まる可能性がある**と発表しています。今後、軽い運動と抗酸化成分の摂取を組み合わせた、新しい認知症予防法が開発されると思います。

加熱もOK。皮や殻ごと食べよう

アスタキサンチンは魚の皮にも豊富に含まれているので、サケやキンメダイなどの皮は残しちゃダメ。皮ごと食べましょう。また、熱に強く、油と一緒にとると、体内に吸収されやすくなります。エビやカニの殻や尾ごと食べられる、唐揚げなどもいいですね。

僕は、魚を食べるときには「青と赤の魚」と言い聞かせ、DHAやEPAも、アスタキサンチンもとるよう心がけています。

アスタキサンチンの抗酸化パワー

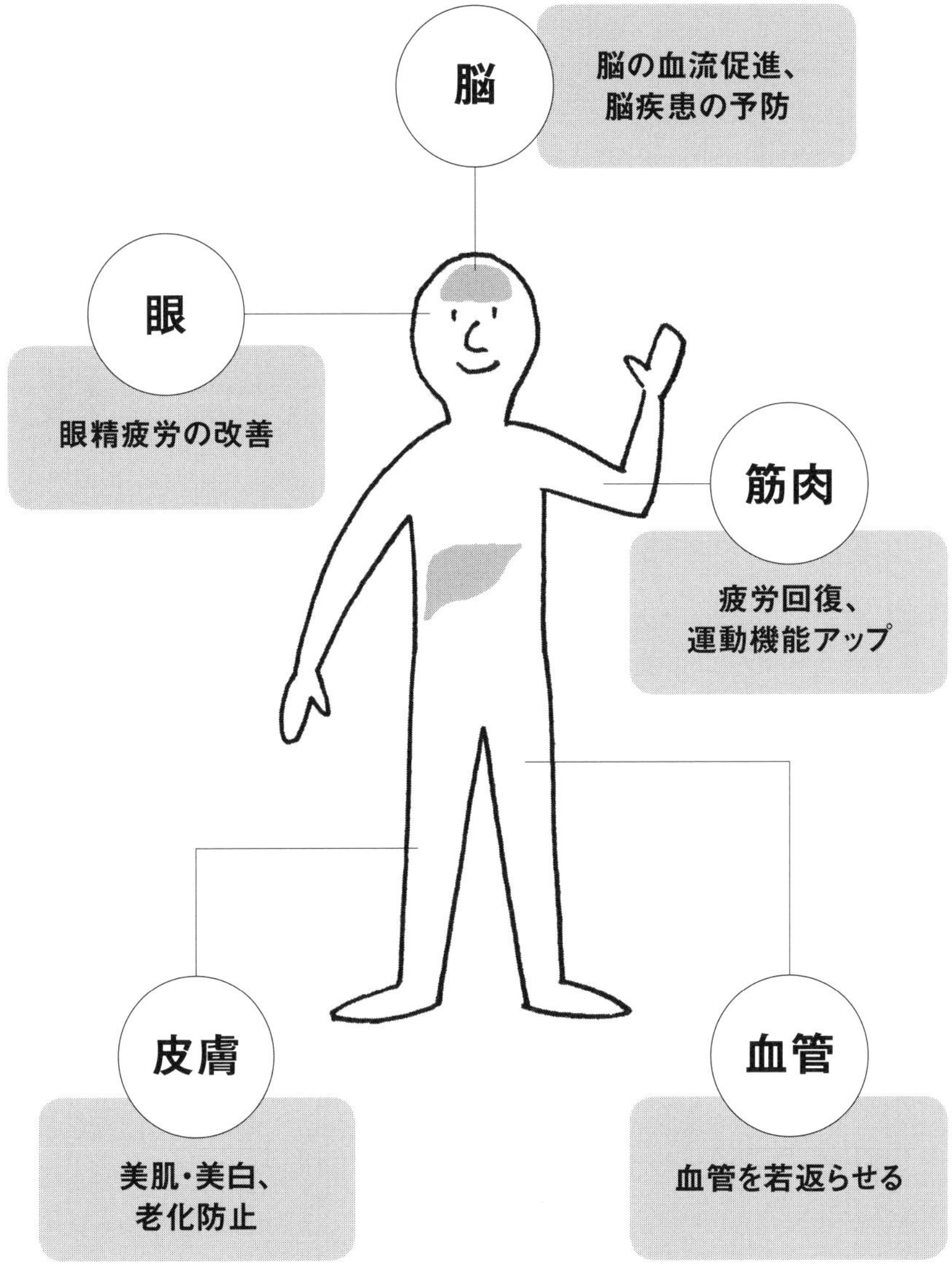

習慣

⑧ えごま油は、食べる直前にサッとひとかけ

スプーン1杯で記憶力を改善する最強オイル

30年ほど前、減塩の健康効果について講演をしたときのことです。「鎌田先生の話はタメになった」とみんな喜んでくれ、僕もやり甲斐を感じました。しかし、講演の後、みんなでお茶を飲みはじめたとき、野沢菜の漬物にしょうゆをドバドバとかける姿を見て、愕然！

しょうゆをドバドバかける悪しき習慣に代わって、ぜひ、オススメしたいのは、**食べる直前にえごま油をサッとひとかけすること。**

えごま油に多く含まれる成分「α-リノレン酸」は、体内に入るとDHAやEPAに変わり、脳の神経細胞を活性化させるのです。味も、匂いもほとんどありません。魚が食べられないときでも摂取しやすく、少量で済みます。**しかも、固形物と違い、油は摂取してから身体に吸収されるのが早いです。ただし、熱に弱く酸化しやすいので、食べる直前に加えてください。量は、一日小さじ1杯が目安**です。

僕は、ほうれん草のおひたしや豆腐、サラダ、みそ汁、野菜ジュース、ヨーグルトなどにかけています。DHAが少ない白身の刺身は、えごま油と黒コショウ、レモンをしぼって、カルパッチョにすると立派なごちそうになります。脳の神経細胞同士のつながりを強めるタンパク質と一緒にとると、より効果を発揮します。

1日小さじ1杯でOK!

えごま油をちょいかけするだけ!

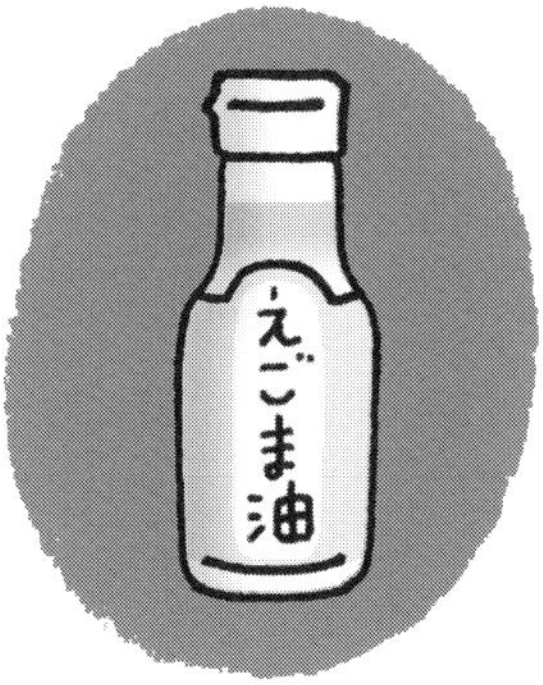

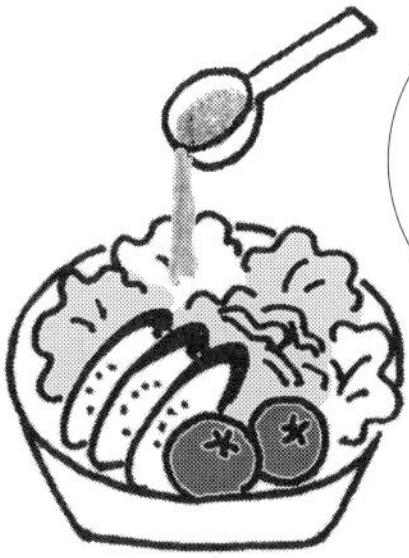

サラダに

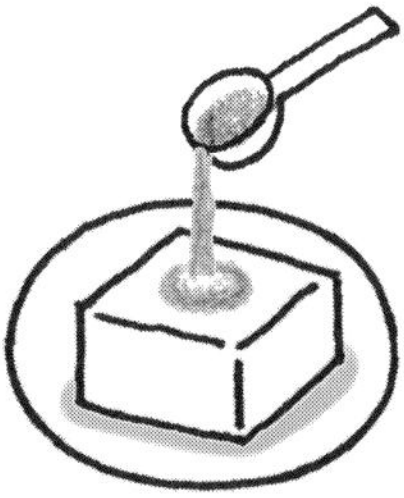

お豆腐に

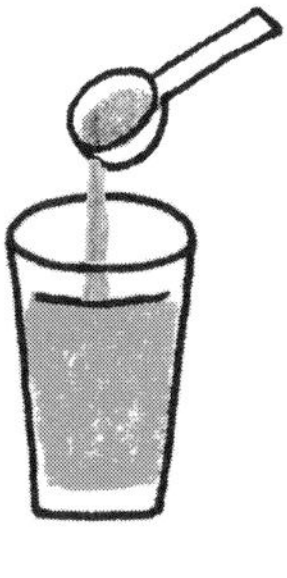

ジュース、
スムージーに

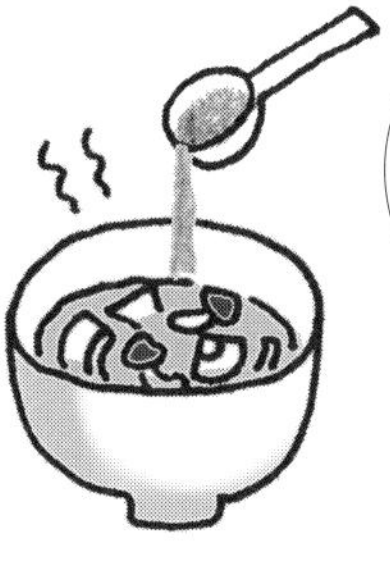

みそ汁、
スープに

⑨ 脳を元気にする！ 卵を一日2〜3個食べる

コリンは脳に欠かせない栄養

僕は、卵を一日に約3個食べます。タンパク質が多く、**認知機能の維持によいと注目されているコリンが含まれているから**です。オススメは鎌田式ウーロン卵。ウーロン茶と少量のめんつゆにゆで卵を漬けるだけです。**卵黄コリンは、脳内に吸収されやすい**といわれています。

コリンは、体内に入るとレシチンの材料になり、さらに神経伝達物質のアセチルコリンの材料になります。したがって、**コリンが不足すると記憶力の低下や認知症を起こす**ことがわかっています。

フィンランドの研究では、**食事からコリンを多くとっている人は、少ない人に比べて、認知症のリスクが28％低く、記憶力と言語能力を測定するテストでも優れていた**、と報告しています。

ビタミンB12と一緒にとる

コリンやレシチンは、大豆、卵黄、牛肉、豚肉、鶏レバー、エビ、ピスタチオ、ブロッコリーなどに含まれています。牛丼やカレーに、温泉卵を1つ加えると、味がまろやかになるだけでなく、コリンをたくさんとることができます。

また、ビタミンB12と一緒にとるとアセチルコリンに変わりやすいので、組み合わせてとりましょう。ビタミンB12は、サケ、マス、のり、しじみ、あさりなどに含まれています。僕は卵かけご飯を食べるとき、もみのりを加えています。

脳に効く!

卵をおいしく、賢く食べよう

卵かけご飯に、
もみのりを
散らして

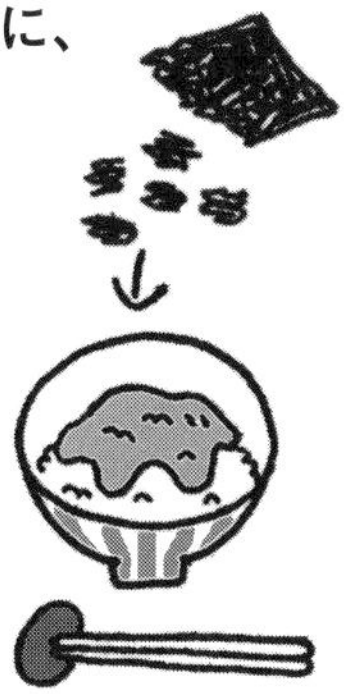

貝のみそ汁に
落とし卵

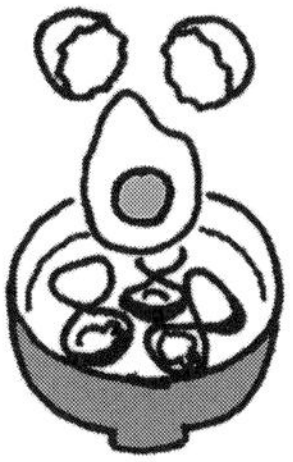
一人暮らしの
人には、
最強レシピ!

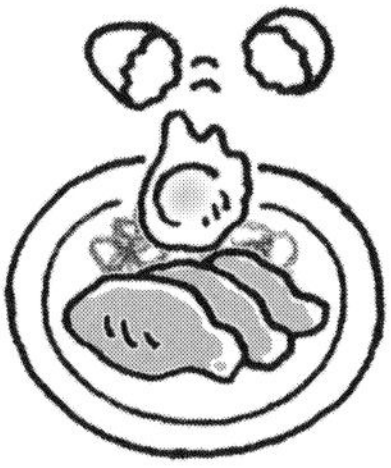

いつものお肉料理に
温泉卵をトッピング

鎌田式ウーロン卵

ゆで卵をウーロン茶と
数滴のめんつゆに漬ける。
作り置きに便利！

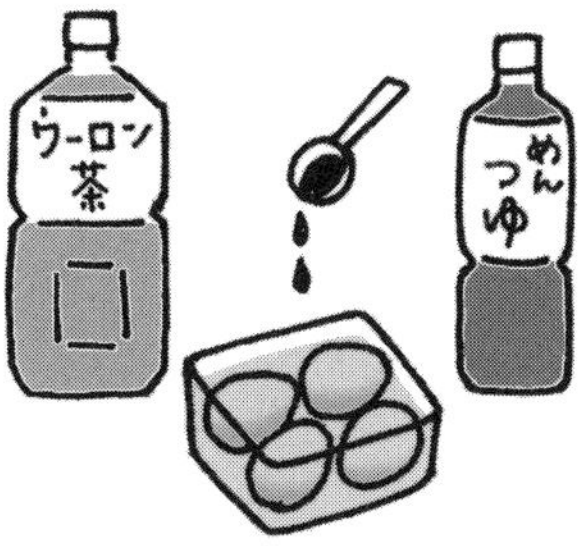
ウーロン茶
めんつゆ

習慣

⑩ ご飯、パン、めんは「白」より「色のついたもの」を選ぶ

含まれており、血糖値の急激な上昇を防いでくれるからです。**血糖値の上昇は、血管や脳細胞の慢性炎症を起こしやすくし、脳血管性認知症やアルツハイマー型認知症のリスクを高めます。**

アメリカのラッシュ大学医療センターが開発した、アルツハイマー病を予防する食事法「ＭＩＮＤ（マインド）食」でも、主食は全粒穀物をとるのが望ましいとしています。

糖質は三大栄養素の一つなので、完全に制限するのはよくありません。白いご飯を玄米や雑穀米に替えたり、量を減らしたりして、無理のない食べ方を心がけましょう。**精製した白い砂糖も血糖値を上げやすいので、キビ砂糖や三温糖、黒糖などがオススメ**です。

雑穀米、そば、全粒粉パン

白米と玄米を選べるならば、僕は玄米を選びます。雑穀入りのご飯、麦飯などでもいいですね。めんなら、うどんではなく、そば。長野県にいるときは、ほとんど昼食はそばです。そばはそば粉や打ち方によって味が異なるので、長野県のそば屋を食べ歩くのが楽しみです。全粒粉の入った茶色いパンやライ麦パンも、かみごたえがあり、独特の酸味があって大好きです。

慢性炎症を抑える

なぜ、色つきがよいのかというと、**玄米や雑穀、そば、全粒粉入りのパンには食物繊維がたっぷり**

血糖値を上げない！

鎌田の主食の選び方

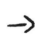

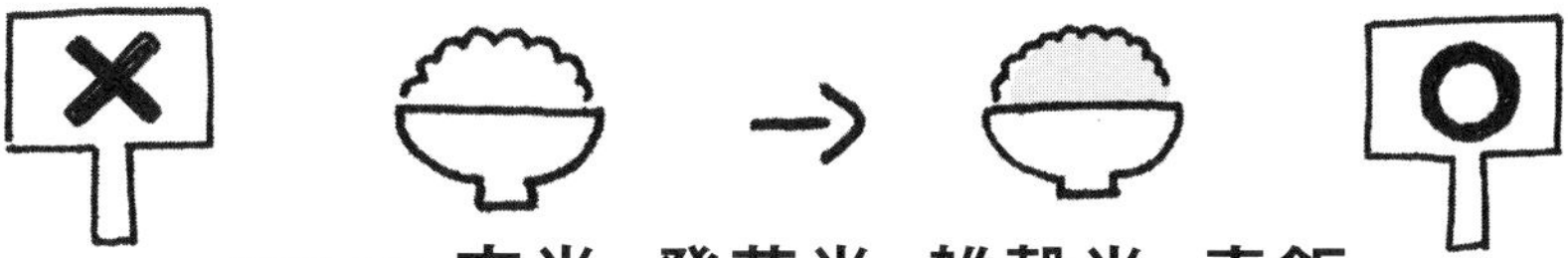

白米より **玄米、発芽米、雑穀米、麦飯**

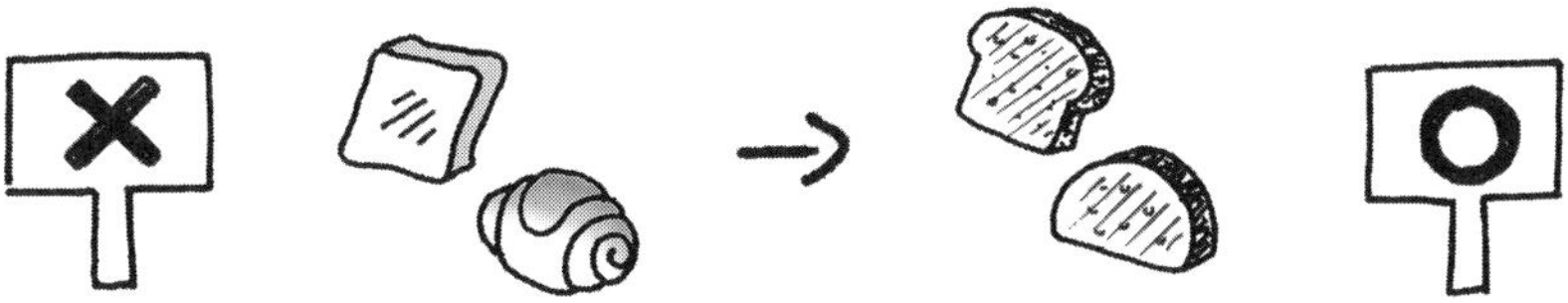

白いパンより **全粒粉、ライ麦パン**

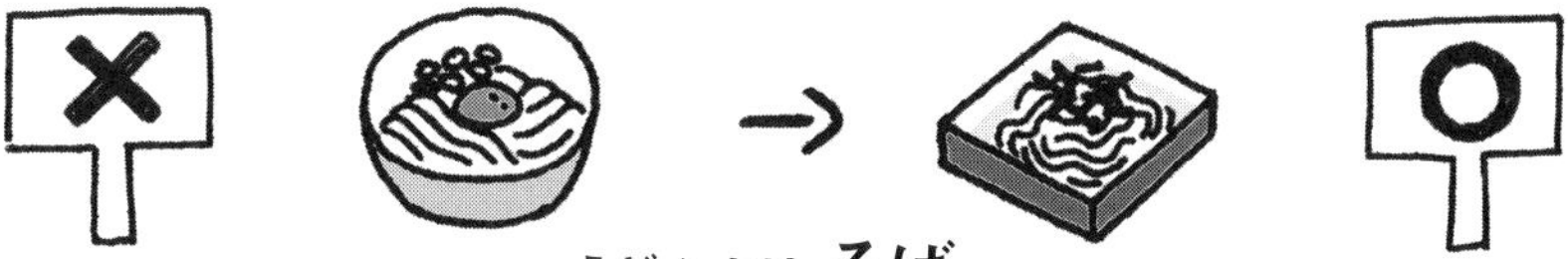

うどんより **そば**

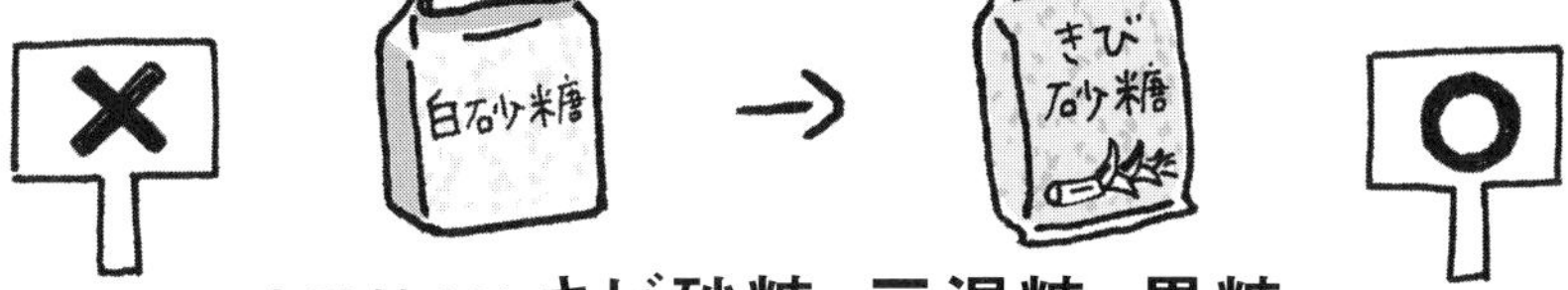

白砂糖より **キビ砂糖、三温糖、黒糖**

迷ったときは「色つき」です。
少量で満足するよう、ご飯にこんにゃくやきのこ、
大豆などを混ぜてカサ増しするのもいいですね。

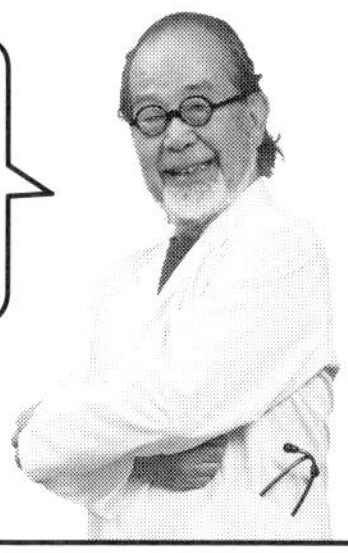

習慣

⑪ 血糖値が上がりにくい食べ方——ネバネバ食材をプラス

料理もカンタン。納豆に、ゆでて刻んだオクラやめかぶ、すりおろした山芋、卵黄などを混ぜて、わさび醤油で味付け。これをごはんにかけると、ネバネバ丼の出来上がり。マグロのぶつ切りにかけると、マグロのネバネバ山かけになります。

ガマンより食べる順番を変えて

食べたいものをぐっとガマンするより、正しい知識を身につけ、食べ方を工夫しましょう。**食物繊維が豊富な野菜を先に食べたり、乳製品や酢を、糖質をとる前に食べることもよい方法**です。

ムチンが血糖値の上昇をゆるやかに

血糖値の急激な上昇を防ぐために、白い主食よりも、色つきのものを食べようと前述しました。でも、やっぱり白米やうどんが食べたいときも、ありますよね。そんなときは、**ネバネバしたものを一緒に食べるのがオススメ**です。

オクラやモロヘイヤ、昆布、めかぶ、納豆、ナメコ、里芋……。**ネバネバの正体は、水溶性食物繊維やムチンという糖タンパク質。糖の吸収を穏やかにして血糖値の急上昇を防ぐ働き**がありますす。さらにボリュームも出るし、よく噛んで食べるので満腹中枢を刺激して食べすぎることもありません。

血糖値の上がり方をゆっくりにする食材と食べる

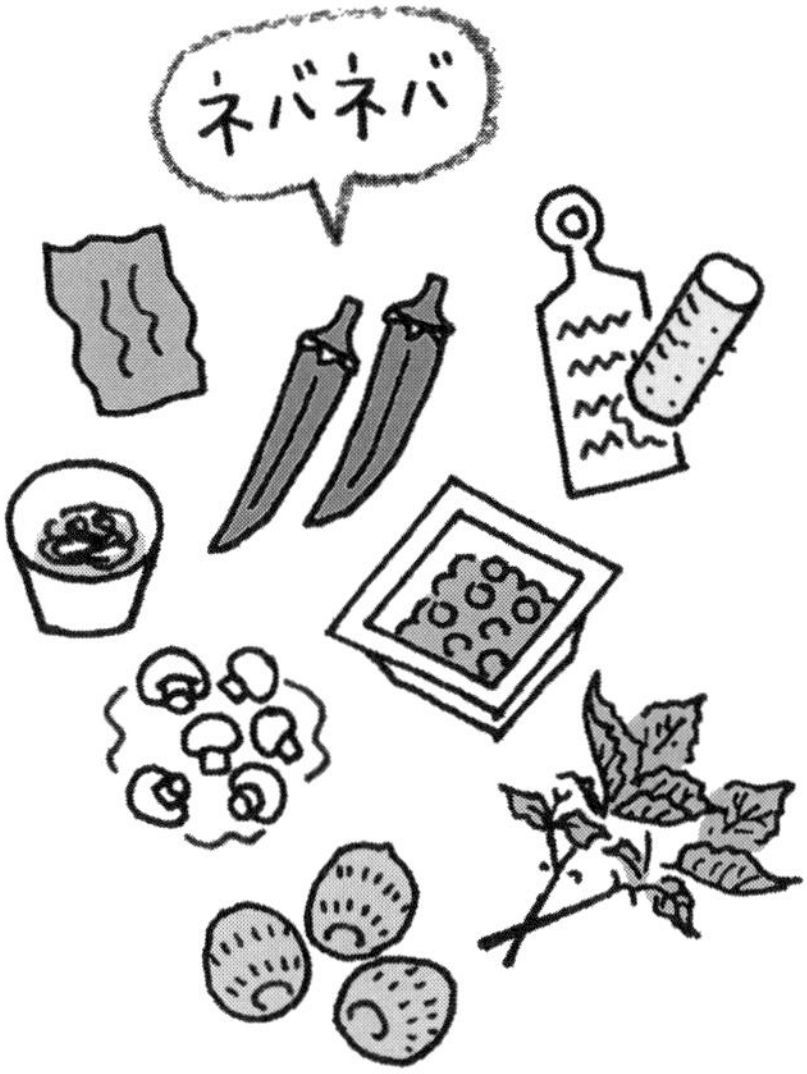

・納豆、オクラ、昆布、
とろろなどの
ネバネバ食品を食べる

・食物繊維が豊富な
きのこ、こんにゃく、
ごぼうなどを先に食べる

・糖の吸収を穏やかにする
酢やレモン汁、
乳製品を先に食べる

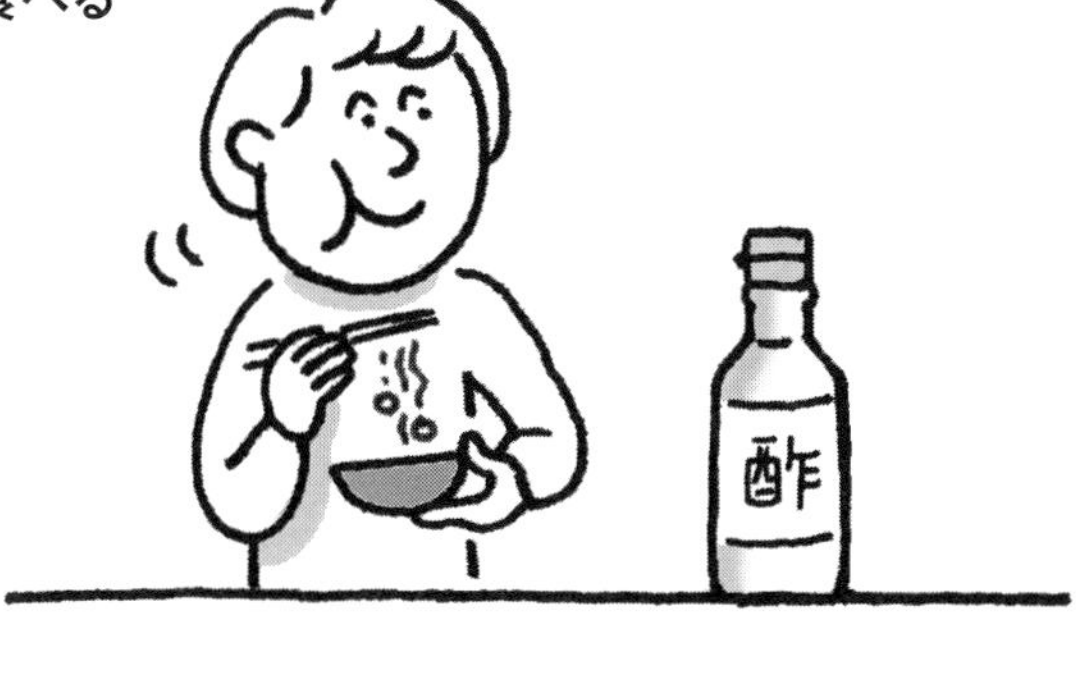

習慣

⑫ 健康長寿のスーパーフード！ 高野豆腐や粉豆腐を活用

コレステロールと中性脂肪を減らすレジスタントタンパク

僕の住む長野県は、昔から寒さを利用して、「凍り豆腐」が作られてきました。全国的には「高野豆腐」の名で知られるこの伝統食が、ここ数年、健康食品として再注目されるようになったのは、その栄養価の高さに理由があります。豆腐を凍らせ、乾燥させてつくる高野豆腐は、栄養成分が凝縮しているため、とても栄養効率のいい食材です。

まず、注目すべきなのは、**レジスタントタンパクがケタ違いに豊富に含まれている**ことです。**レジスタントタンパクは、悪玉といわれる血中のLDLコレステロール値や中性脂肪を減らす作用**や、**血糖値を下げる作用**が知られています。

健康診断で、コレステロールや中性脂肪が高いと言われた人、血糖値が気になる人は、**一日1枚程度、高野豆腐を食べる**ことをオススメしています。

脳を活性化するレシチン

認知症予防として注目したいのは、レシチンという成分です。レシチンはP46でも紹介しましたが、**神経伝達物質のアセチルコリンに変わり、脳内の情報ネットワークを活性化する**といわれています。

また、脳をいつまでも若々しく保つには、活動的に動き回れる筋肉と骨が大切です。高野豆腐には筋肉と骨をつくるタンパク質が、生豆腐の約7倍含まれています。栄養たっぷりの食事と筋肉量アップが、健康長寿への近道です。

そのほか、老化を予防するビタミンE、女性ホルモンと似た働きをする大豆イソフラボン、貧血を改善する鉄分、腸を健康にして免疫力を高める食物繊維も含まれています。おまけに食べごたえがあって満腹感が得られやすいのに低カロリー、ダイエットにもいい。メタボが気になる中高年にはうれしいことばかりです。

活用の幅が広がる粉豆腐

しっかり栄養をとりながら、おいしく、楽しく、そして無理なく続ける。これが鎌田流です。高野豆腐は味のクセもなく、食感もいい、和洋中どんな料理とも相性は抜群。僕は、豆腐の代わりに鍋に入れたり、具だくさんみそ汁によく入れています。

もう一つのお気に入り食材は、高野豆腐を粉末にした「粉豆腐」です。栄養成分は高野豆腐と同じで、水で戻す必要がないので調理もカンタン。ひき肉に粉豆腐を練り込んだハンバーグや肉団子、小麦粉に粉豆腐を混ぜたお好み焼きやてんぷらなど、メインのおかずもヘルシーになります。

大さじ3杯分（軽く山盛り）で、高野豆腐1枚分。これなら毎日の食卓に取り入れやすいですね。ご飯や麺、汁物にふりかけたり、外出先でも使えます。タンパク質、鉄、カルシウムが豊富なため、栄養バランスが整います。

インターバル速歩＋高野豆腐で慢性炎症を抑制

僕は**速遅歩きやスクワットをした後、牛乳や卵、チーズなどでタンパク質をとるようにしています。運動後の30分以内の〝ゴールデンタイム〟にタンパク質をとると、運動で傷ついた筋肉が効率よく修復され、筋肉が強化されやすい**のです。

では、速遅歩きをした後の〝ゴールデンタイム〟に、高野豆腐を食べたら、どんな効果が得られると思いますか？

信州大学の能勢博特任教授の研究によると、インターバル速歩の後、高野豆腐を食べると、「慢性炎症を促す遺伝子」を活性化させず、その結果、慢性炎症を抑える効果がより高まったというのです。もともと**速遅歩きやインターバル速歩には、慢性炎症を抑える効果があるのですが、さらに高野豆腐を食べることで、抑制効果が高くなった**ということです。

認知症は、脳の細胞の慢性炎症が原因だといわれています。鎌田が行っている速遅歩きと高野豆腐の組み合わせで、その慢性炎症を効果的に抑えることができるというのは、僕にとっても驚きの結果でした。

鎌田のお気に入り

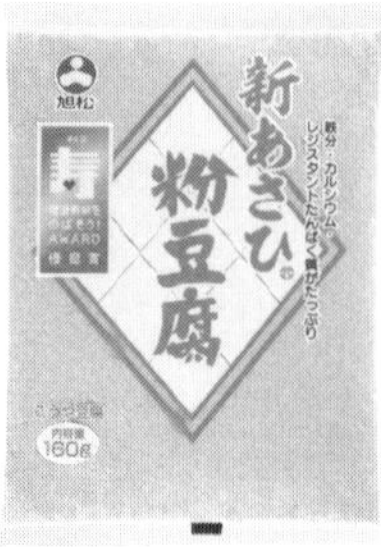

新あさひ粉豆腐
問い合わせ
旭松食品 株式会社
tel 0120-306-020

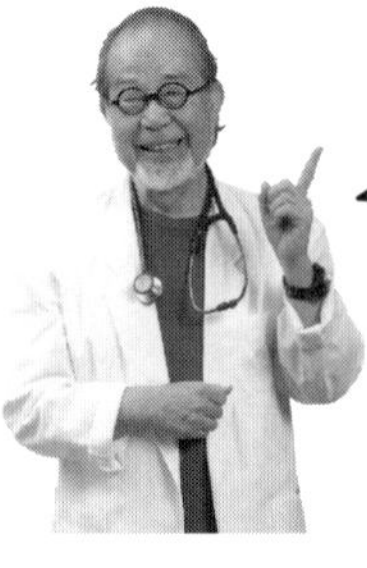

僕はいつもコレ！一般的な高野豆腐よりもナトリウムが95％少なく、カリウムを多く含む、減塩高野豆腐です。ぜひ、多くの人に食べてもらいたい。

鎌田がやっている

速遅歩き＋高野豆腐

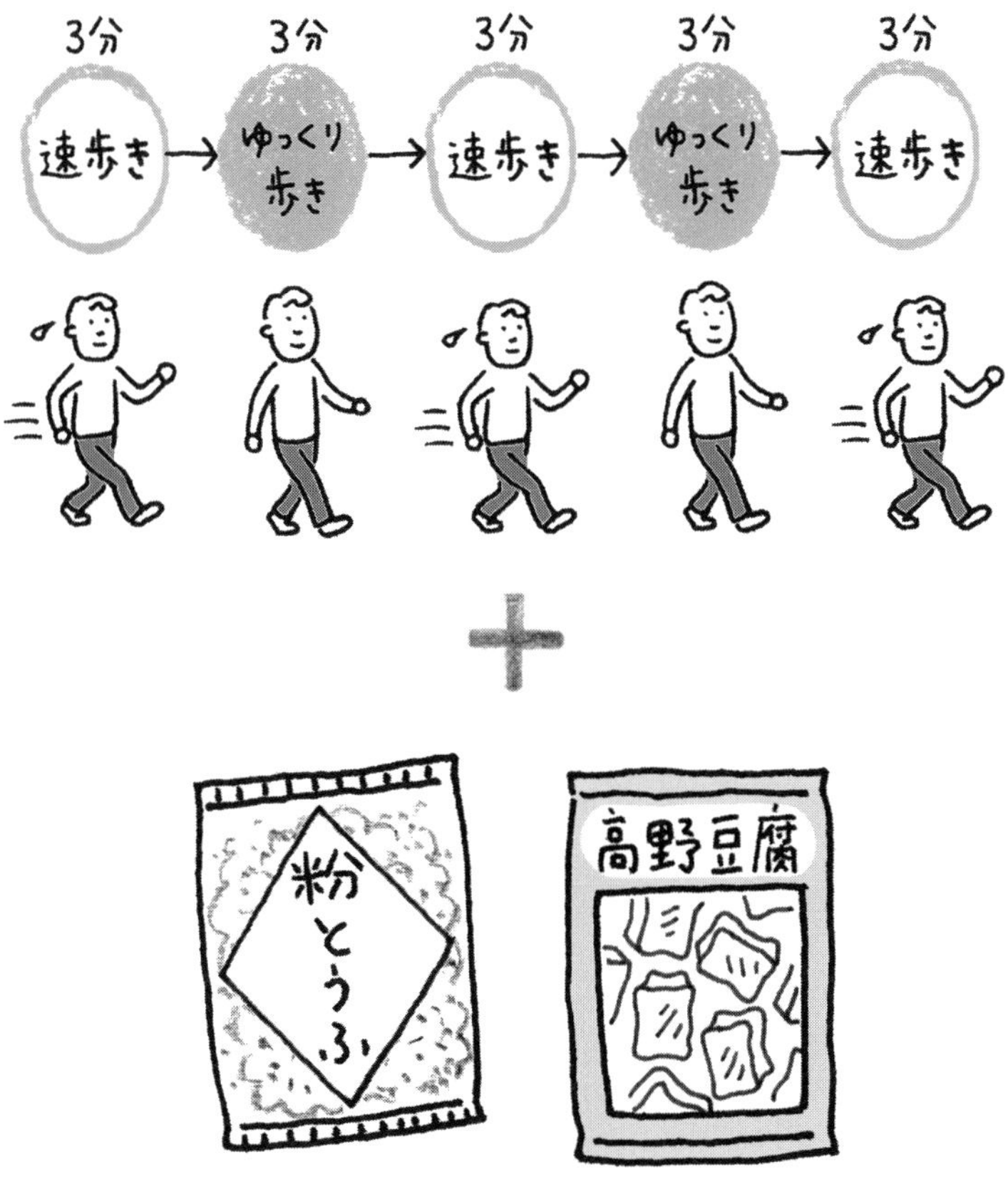

ゴールデンタイム（運動後30分以内）に高野豆腐を食べよう！

かんたん
脳活
レシピ

高野豆腐の みそチーズトースト

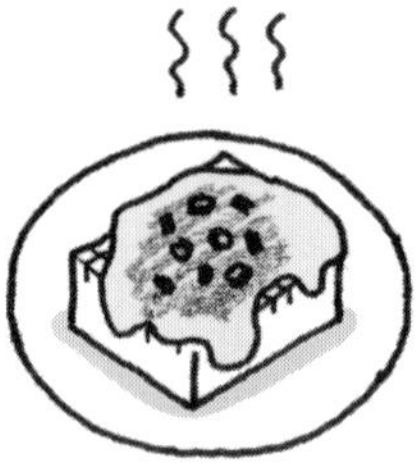

材料

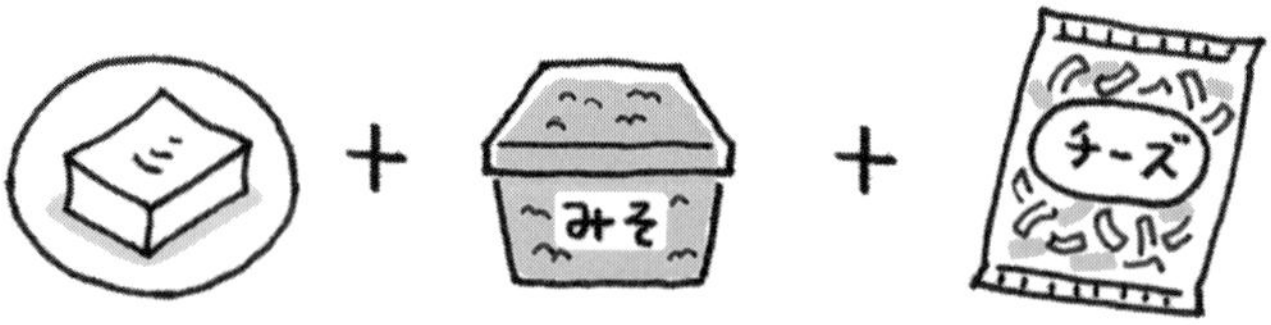

高野豆腐　　みそ　　チーズ

作り方

1 高野豆腐を熱湯でもどした後、
よく水気を切る

2 表面に格子に包丁を入れて、みそ、
マヨネーズを小さじ1ずつぬり、
ピザ用チーズと小口切りのネギをのせる

3 ラップをかけて、レンジ(500W)で
1分半加熱して出来上がり。
オーブントースターでこんがり焼いても◎

立派なおかずにも、おやつやおつまみにもなる、万能メニュー。
あつあつのうちにどうぞ!

かんたん
脳活
レシピ

卵とトマトのふわふわスープ

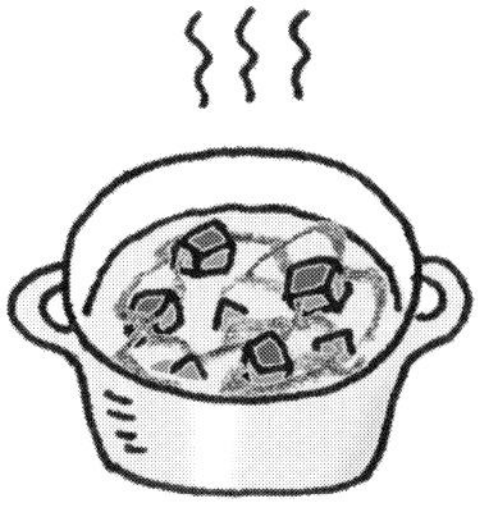

材料

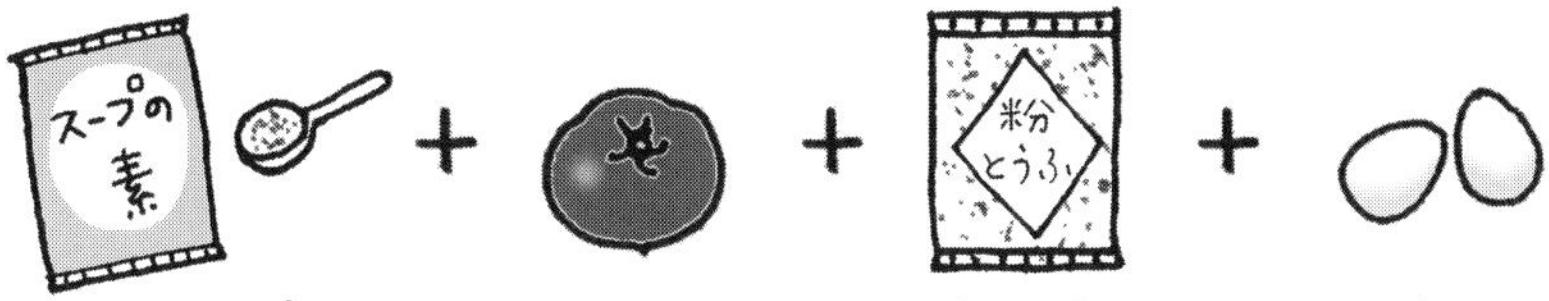

スープ　＋　トマト　＋　粉豆腐　＋　卵

作り方

1 鍋に水300ccとスープの素、角切りにしたトマト1個を入れて煮る

2 粉豆腐大さじ1、粉チーズ少々、卵2個をよく合わせて、①のわいたところに流す

3 器に盛って、お好みでカイワレ大根をトッピング

インスタントの粉末ポタージュに、粉豆腐大さじ1を加え、熱湯をそそぐだけでも、タンパク質たっぷりのスープに変身!

習慣

⑬ イワシ＋アボカド、野菜＋ナッツで、抗酸化力アップ

コエンザイムQ10とビタミンEを一緒にとるのがポイント

コエンザイムQ10は、脳血液関門を通過する脂溶性の抗酸化物質。脳に直接届き、活性酸素の害から脳を守ってくれます。イワシやサバ、ほうれん草、ブロッコリー、かぼちゃなどに含まれています。

さらに**コエンザイムQ10の抗酸化効果を高めてくれるのが、ビタミンE。**かぼちゃ、アボカド、菜の花、アーモンド、ピーナッツ、あんこうの肝などに含まれています。

できれば、コエンザイムQ10とビタミンEを一緒にとるようにしましょう。脳によい成分、食材をなんとなくでも覚えておけば、自然と食事からバランスよくとることができます。

僕は食堂でアボカドサラダがあれば、必ず注文します。アボカドサラダには、コエンザイムQ10が含まれるブロッコリーや、アスタキサンチンが含まれるエビなどが入っていることが多く、高い抗酸化力が期待できます。

ブロッコリーとピーナッツ、かぼちゃとアーモンドなどの、野菜＋ナッツの組み合わせは、サラダにしてもおいしいので、ぜひ試してみてください。

かんたん
脳活
レシピ

ブロッコリーのピーナッツあえ

材料

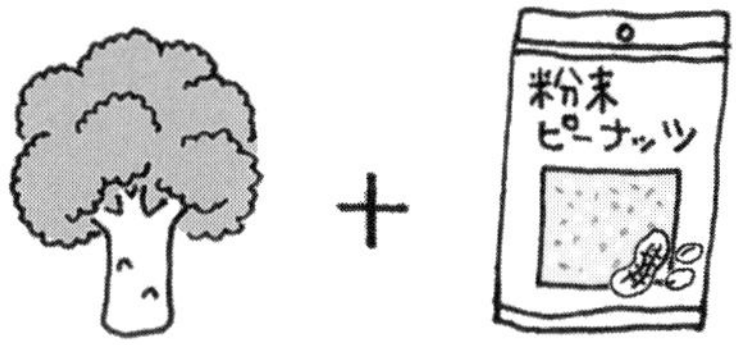

ブロッコリー　ピーナッツ

作り方

1 ブロッコリーをカットし、レンジで加熱

2 ピーナッツの粉末大さじ1強と、
めんつゆ小さじ1/2、三温糖小さじ1/2を
まぜて、ブロッコリーをあえる

ほうれん草やアボカド、しらす干しなどを一緒にあえてもOK。

かんたん
脳活
レシピ

イワシとアボカド茶漬け

材料

ごはん　イワシの缶詰　アボカド

作り方

1 ごはんに、缶詰のイワシの醤油煮と、
アボカド1/2個をスプーンですくってのせる

2 お茶漬けの素をかけ、お湯を注ぎ、
わさびを添えて出来上がり

すぐに作れるお茶漬けが、抗酸化力の高い、おいしい一膳に変身。

習慣

⑭ 複数の発酵食品を組み合わせて、腸から健康に

腸内環境を整えることが予防のカギ

国立長寿医療研究センターは、**腸内環境が認知症に強く関連があるとする論文を発表**しています。腸内の細菌状態が脳の炎症を引き起こす可能性があるといいます。

僕は、**腸内細菌の善玉菌を増やすために、発酵したものを毎日食べる**ようにしています。納豆、みそ、チーズ、ヨーグルト、麹などです。全国各地を訪ねると、なれずしや漬物、魚の糠漬けなどさまざまな伝統的な発酵食品と出合い、食文化の豊かさを思い知ります。

老化にともない、善玉菌は劇的に減ってしまうので、高齢者は特に腸内環境への意識を高くする必要があります。発酵食品は、腸内環境をよくして免疫力を高め、認知症をはじめとしたさまざまな疾患のリスクを抑えてくれます。

オックスフォード大学は、そのパワーを**最大限に引き出すコツは、発酵食品の種類を組み合わせ、いくつもの菌を同時にとること**と述べています。納豆＋キムチ、チーズ＋みそ、といった**異なるもの同士の組み合わせは、腸内の善玉菌を活性化する**といわれています。味の相性もいいので、よりおいしさもアップします。納豆は、産地やメーカーが違えば菌のタイプが異なるので、同じ銘柄のものを食べ続けるより、時々違う産地に変えるのもいいのです。さまざまな発酵食品を楽しみながら、腸を元気にしましょう。

「発酵×発酵」で
おいしさも栄養もグンとアップ!

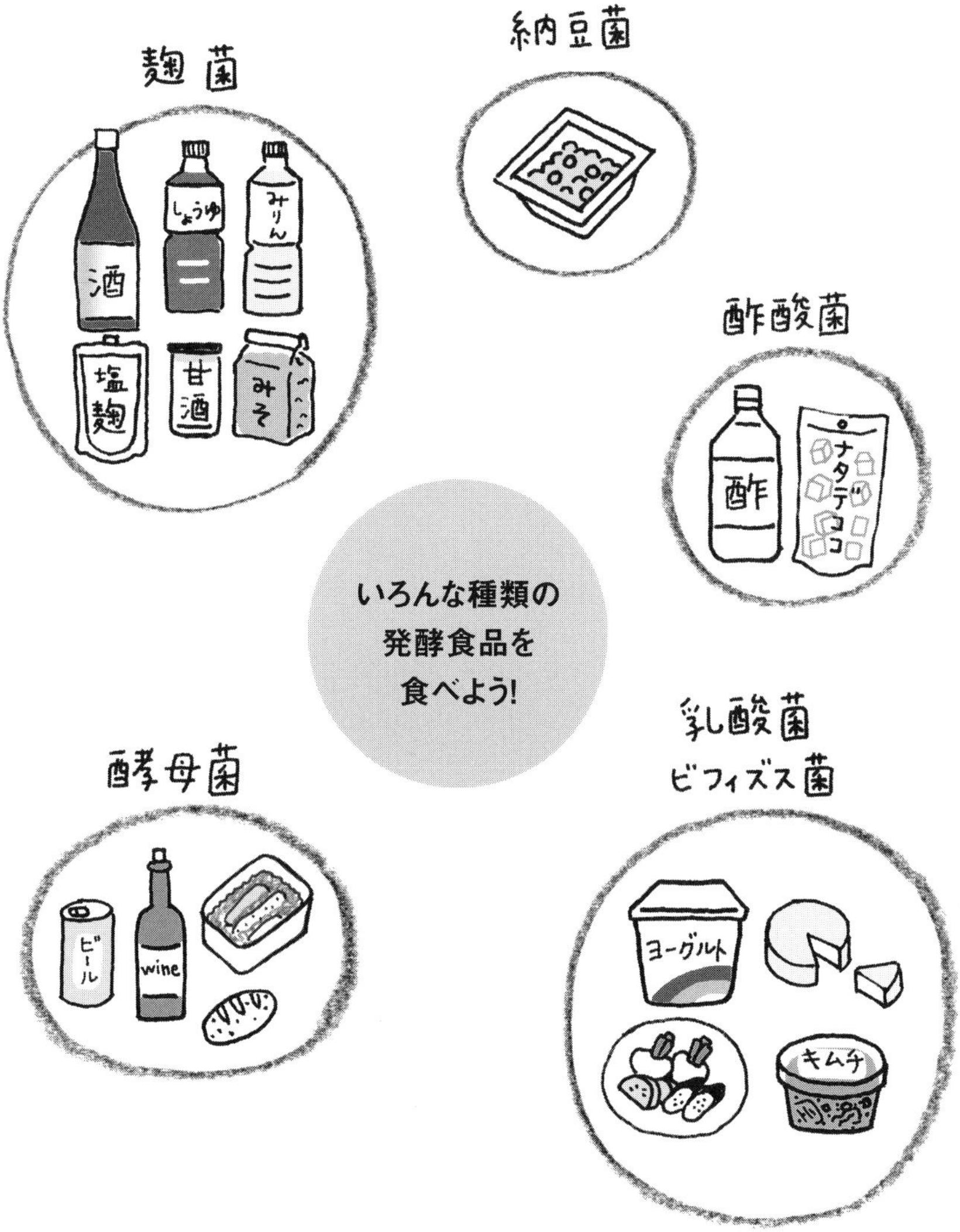

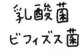

習慣 15

肉や赤身の魚、大豆には、よい睡眠の材料がいっぱい

朝、太陽の光を浴びる

脳を若々しく保つには、**質の高い睡眠が大切**です。厚生労働省の調査では、現在、5人に1人が不眠に悩まされているそうですから、深刻です。

カリフォルニア大学バークレー校の研究では、50〜60代のときの睡眠の質が悪いとタウタンパクが脳細胞に沈着して、認知症のリスクが上がると述べています。

人は眠ることで脳の老廃物を排出し、脳のメンテナンスをしています。睡眠不足が続き老廃物が蓄積すると、脳の機能が低下し、認知症を発症すると考えられます。

よい睡眠をとるために、朝、太陽に当たりましょう。これ、鎌田の実践の肝です。太陽に当たることで分泌されたセロトニンは、夕方、睡眠を誘発するメラトニンの材料に変化します。

トリプトファンが睡眠の材料になる

セロトニンは脳内で作られますが、その材料になるのがトリプトファンです。トリプトファンは体内で生成できないので、食事からとらなければなりません。食物から摂取したトリプトファンは、日中は脳内でセロトニンに変化し、夜になると睡眠を促すメラトニンに変化します。

トリプトファンは、豆腐、みそ、納豆、チーズ、牛乳、卵、肉、赤身の魚、バナナなどに含まれていますので、意識して食べましょう。

質のよい睡眠のためにトリプトファンをとろう

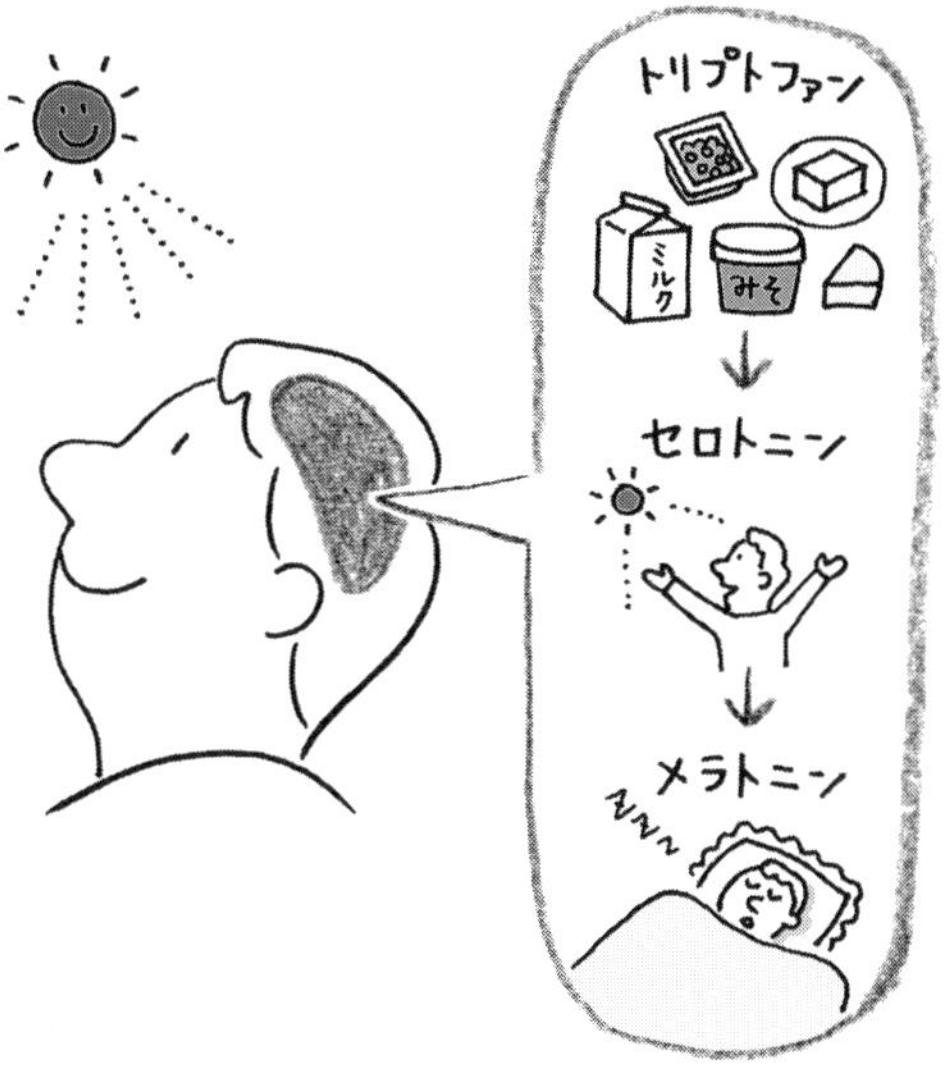

「トリプトファン」を
含む食品が

太陽に当たると脳内で
「セロトニン」に

睡眠ホルモン
「メラトニン」に

かんたん
脳活
レシピ

カツオのにんにく納豆あえ

材料

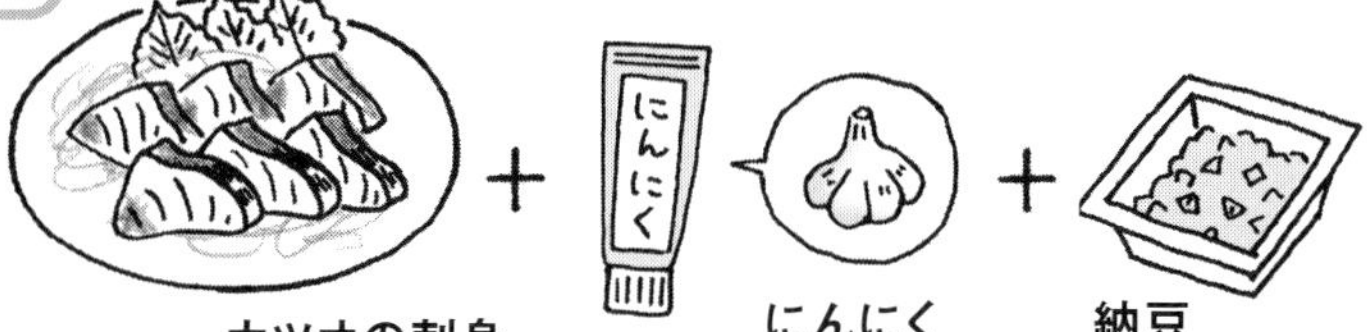

作り方

1 カツオの刺身を用意

2 ひきわり納豆に、付属のたれを半量、チューブのにんにくを入れて、カツオとあえる。お好みできざみネギを添えて完成

習慣

⑯ お酒を飲むならビール。苦み成分が認知症を改善

苦み成分が脳内の老廃物を除去

僕はふだんアルコールを飲みませんが、気が向いたときに少量だけ飲むことがあります。気分が少し高揚し、ストレス解消になります。お酒＝不健康というわけではないのです。

今回は、お酒を楽しむための鎌田式の工夫を教えましょう。

ビールに含まれるホップの苦みの成分、イソα酸が、アルツハイマー型認知症を予防するという研究があります。アルツハイマー型は脳細胞にアミロイドβという老廃物が蓄積し、脳を変性萎縮させることがわかっていますが、**イソα酸は老廃物を取り除く免疫細胞を活性化する**といわれています。

ただし、何事も過ぎたるは及ばざるがごとし。**アルコールのとりすぎは脳の機能低下のおそれがあります。**

飲みすぎに注意し、ノンアルコールビールを上手に利用するのも方法ですね。

アレもコレも食べちゃダメ、飲んじゃダメと禁止するのではなく、「こうすればセーフ」という自分なりの妥協案を考えるのが鎌田式です。無理矢理制限しても、続けられなかったら意味がありません。

お酒を楽しむために、工夫をしよう

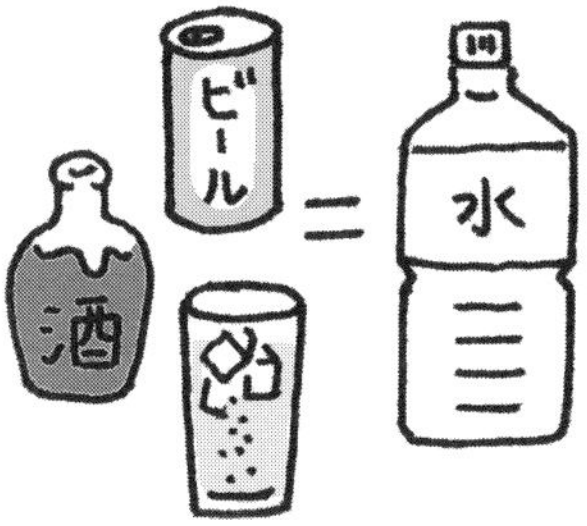

お酒と同量の水を
こまめに飲む

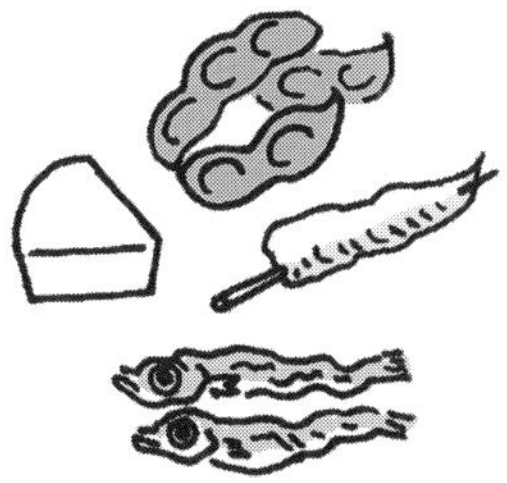

枝豆、豆腐、チーズ、鶏肉、魚など、
ヘルシーで高タンパクな
おつまみを食べよう

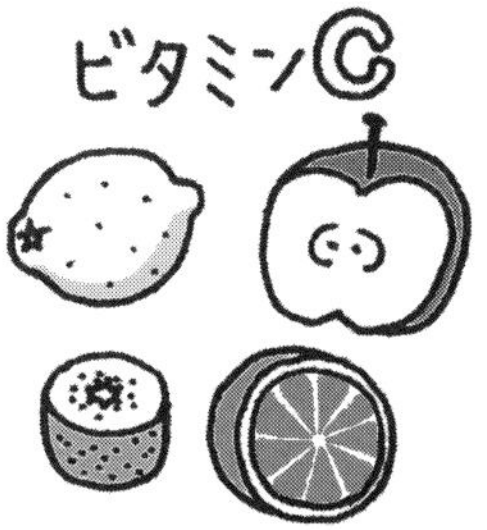

ビタミンCを含んだ果物などを
とるのもオススメ

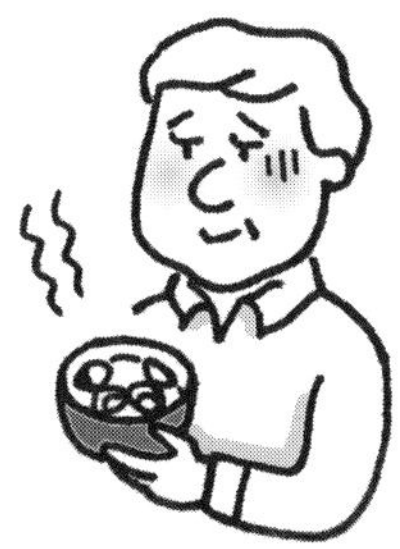

二日酔いには味噌汁を飲もう

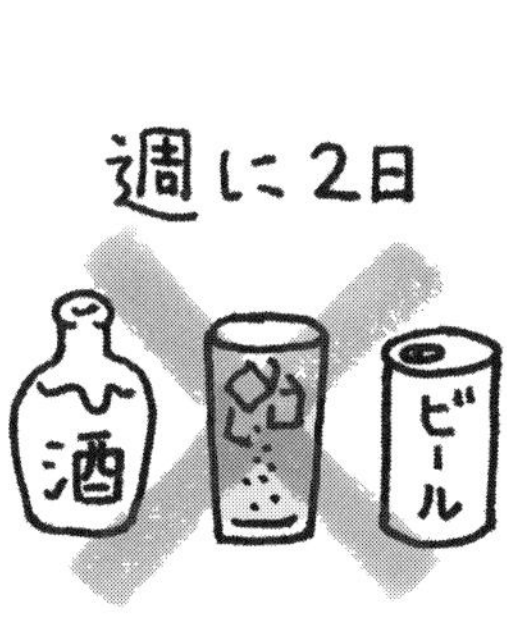

週に2日は休肝日

習慣

⑰ 脳を老けさせない！　おやつはチョコレートとナッツ

高カカオチョコは脳の栄養。血圧低下、動脈硬化予防の効果も

午後、仕事の合間にちょっと甘いものがほしいなと感じることがあります。そんなときは、高カカオ（カカオ70％以上）のチョコレート。

チョコに含まれるカカオポリフェノールには、活性酸素を除去し、老化や炎症、生活習慣病を予防する効果があります。また、**脳の働きと関係するBDNF（記憶・学習などの認知機能を促進させる栄養分）という物質を増加させることがわかっています**。また、高血圧の人の血圧を下げたり、血液中の善玉コレステロールを増やし、動脈硬化を予防する健康効果が報告されています。

薄皮つきのピーナッツやピーカンナッツ

ナッツ類も大好き。アーモンドはビタミンEと食物繊維が豊富。クルミにはオメガ3脂肪酸とトリプトファンが含まれています。ピーナッツは、薄皮をむかずに食べると、ポリフェノールも一緒にとれます。

クルミも食べますが、オススメはピーカンナッツです。**ピーカンナッツは抗酸化力の高い脂質が7割以上含まれている**のに対して、糖質は1割と低いのが特徴。被災地支援に通っている陸前高田のグループホームでは、おやつに**ピーカンナッツを認知症の人たちに食べてもらったところ、症状が落ちついたり、改善したりした**そうです。

おやつだって脳にいいモノをとる!

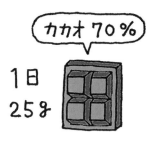

カカオ70%以上のチョコを
1日25g
(板チョコ 約1/2枚が目安)

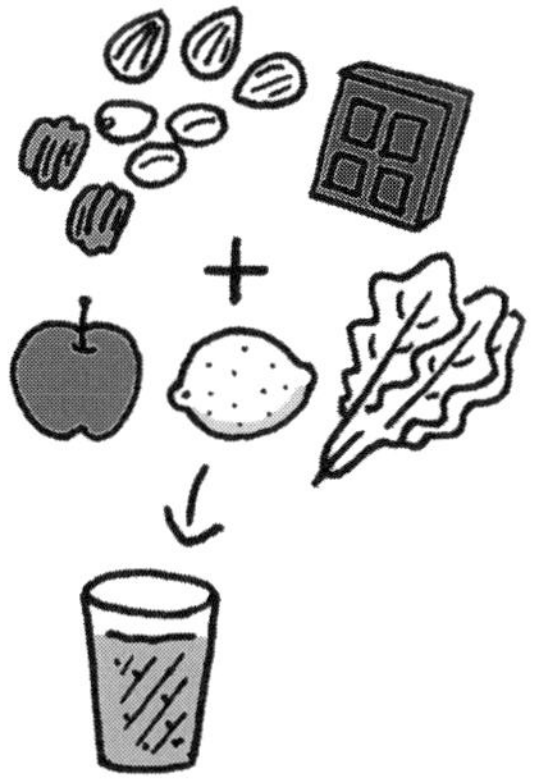

チョコもナッツも、果物や
野菜ととると抗酸化力アップ!
ジュースなどに入れよう

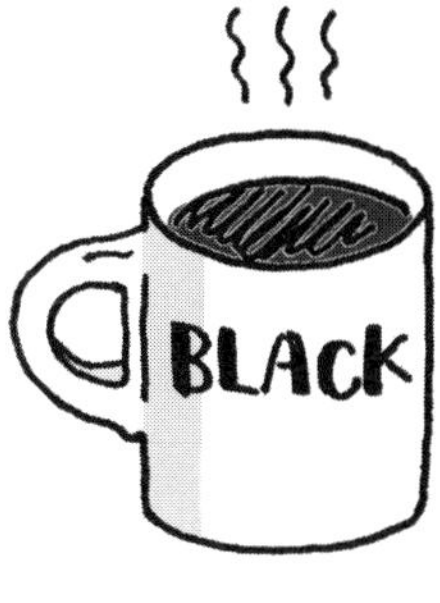

おともにはコーヒー。
鎌田はいつもブラック。
健康効果大

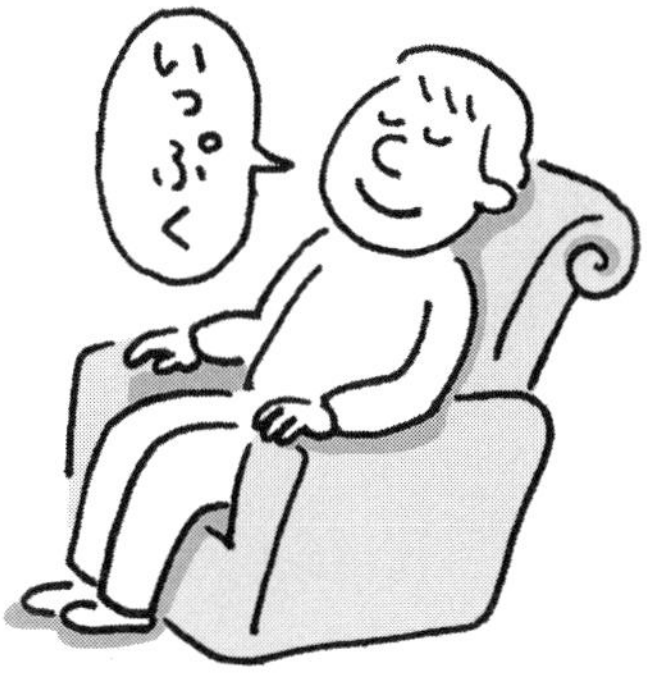

「いっぷくする」と、
血管が拡張→循環がよくなる→
脳卒中や心筋梗塞のリスク低下に

第3章

日常の「動き」を運動に！
鎌田式 ウォーキングと筋トレで、脳をイキイキ

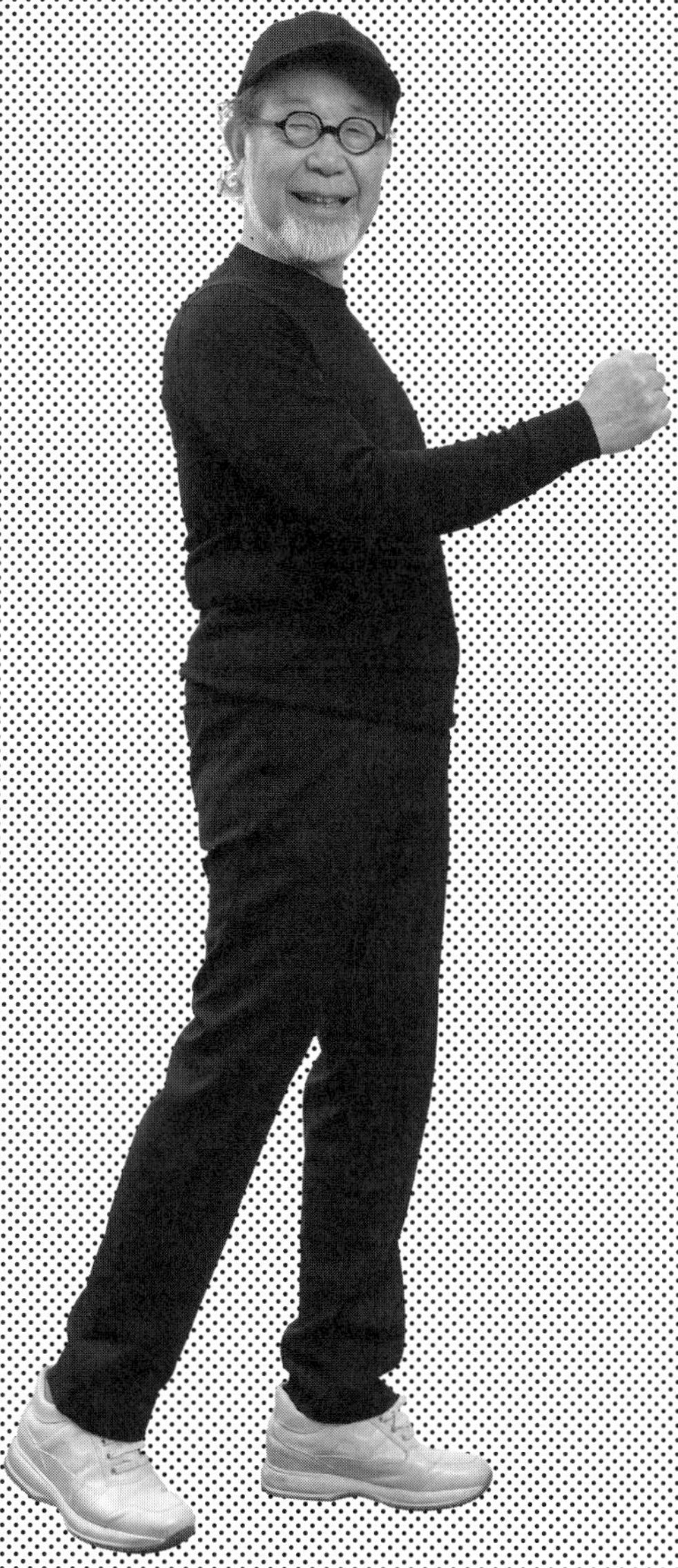

習慣

⑱ 認知症を防ぐためのスキマ時間ウォーキング

アメリカの大学の研究論文によると、**週4回以上ウォーキングをしている人は、認知症のリスクが40%低い**といいます。

また、群馬県中之条町の町民を対象にした調査によると、**「一日8000歩、そのうち速歩きなどの中強度の運動を20分間」している人は、高血圧や糖尿病、骨粗しょう症、がん、脳卒中、うつ病、そして、もちろん認知症も予防する可能性が高まる**ことがわかりました。

「速歩きを含めて一日8000歩」。いくら健康によくても、毎日そんなに歩けないよ、という人もいるでしょう。鎌田も、仕事がみっちり詰まっている日や移動時間が長いときには、とても8000歩を歩く時間はありません。

そこで、いろいろと調べていくと、アメリカのオレゴン大学の研究では、**4000歩程度の運動でも、短期記憶を司る海馬の神経細胞の働きを活性化させ、記憶力を向上させる**ことがわかったというのです。

そこで、僕が実践しているのがコレ。

- **速歩き3分＋遅歩き3分を2セット**
  ＋速歩き3分
- **足踏みをしながら「しりとり」や「計算」**
- **鎌田式「スクワット」と「かかと落とし」を**
  加えて、筋トレ

それでは、一つひとつ紹介していきましょう。

コラム02

スキマ時間こそ速歩きのチャンス

速遅歩きは、速歩きと遅歩きを交互に3分ずつ繰り返すのが原則ですが、3分はあくまでも目安です。1分でも、2分でも、生活のなかに機会を見つけて、速歩きをするのがオススメです。

僕は、病院内の移動やトイレまでの移動、駅までのちょっとした時間に、速歩きをしています。それ以外のところでは、ふつうの速度で歩いているので、スキマ時間に速歩きをした分を合わせれば、変則的な速遅歩きをしていることになります。僕は、これでもよいと思っています。

大切なのは、続けることと、続けられているという満足感です。三日坊主になりがちなのは、「天気がよくないから」などと、やらない言い訳を用意してしまうこと。「天気がよくないから」＝「やらない」ではなく、「天気がよくなくても」＝「できる方法を探す」ようにしましょう。雨の日や道が凍った冬の日などは、広いショッピングモールの中をぐるぐる歩くのもよいですよ。

習慣

⑲ 歩幅を10cm広げる「速歩き」と「遅歩き」を交互に行う

歩く「時間」よりも「速さ」が大事

認知症予防に効果的なウォーキングは**「速遅歩き」**です。**「速く歩く」**と**「ゆっくり歩く」**を**交互に繰り返す**のです。ぼくは**【速歩き3分＋遅歩き3分】を2回、最後に【速歩き3分】を習慣にしています。**これが、ラクにできて効果が高い。だから、続けられるのです。

信州大学の研究では、**速遅歩きに近いインターバル速歩を行うと、体力と生活習慣病の改善につながる**といいます。僕は、週50分（一日15分、週3〜4回）を目安に行っています。

速歩きは、運動強度が高いので、健康増進や病気の予防効果が高いのですが、きつい運動なのであまり長く続けられません。そこで、遅歩きと組み合わせることで、少し息があがっても、ゆっくり呼吸を整えられるので、また速く歩くことができます。運動不足の人でも、あまり無理せずに長く歩き続けられるのがうれしいところです。

歩幅をあと10cm広げる

「歩幅」も大切です。速歩きのときは、**いつもより歩幅を10cm伸ばすつもりで歩きましょう。**歩幅が広がると、下半身を大きく動かすことになり、筋力の強化につながります。両腕も、振り子のようにリズムよく振って歩くと、全身の運動になります。頭のなかで、早いテンポの歌を思い浮かべて、リズムよく歩くのも楽しいですね。

鎌田式 速遅歩き

速歩き3分＋遅歩き3分 を2回、最後に 速歩き3分 ＝ 計15分

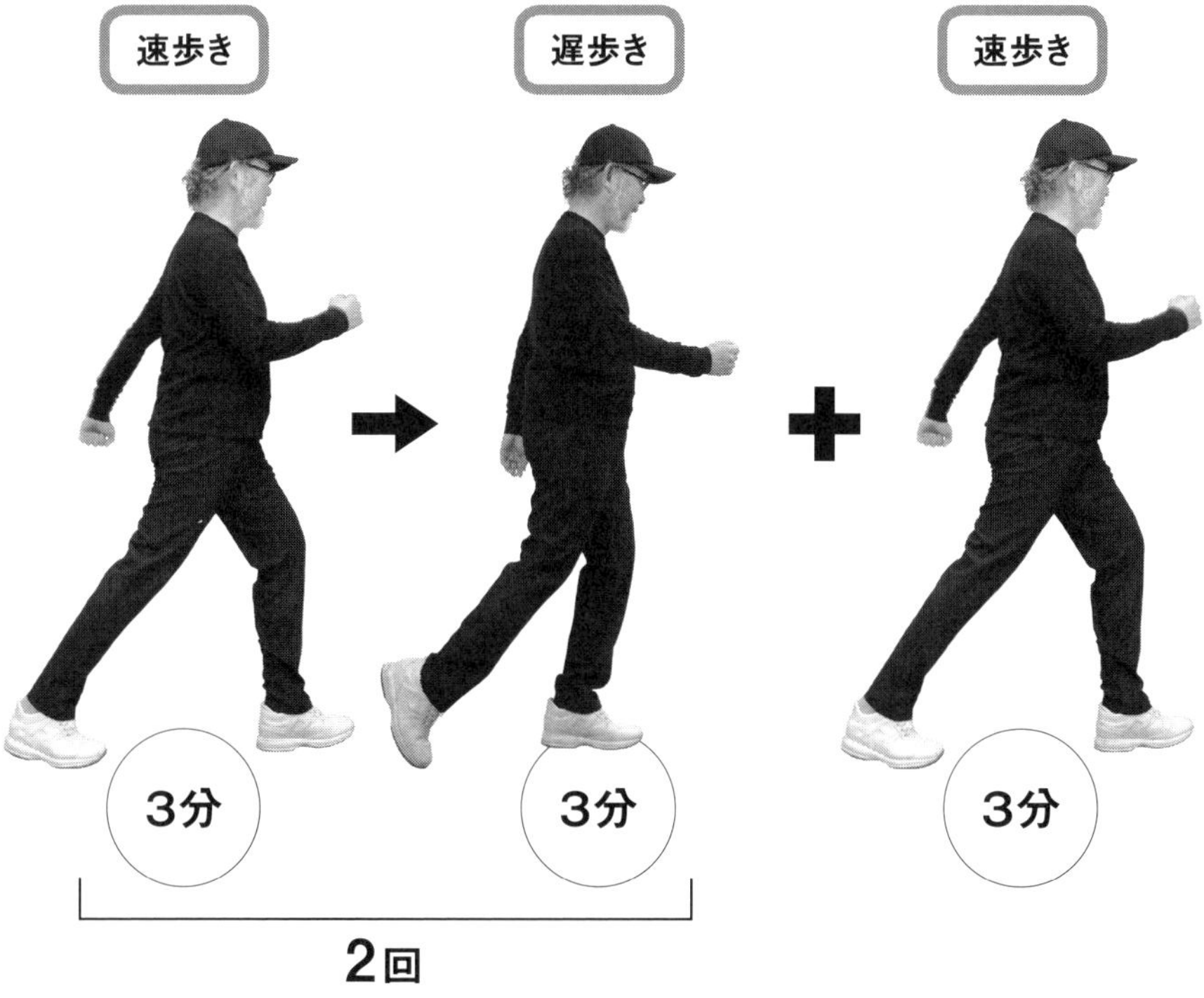

速遅歩きのポイント

- 背筋を伸ばす
- 視線を上げる
- 歩幅をあと10cm伸ばす
- かかとから着地
- しっかりつま先で地面をける
- ひじをひいて腕を大きく振る
- リズムよく歩く

習慣

⑳

足踏みをしながら「しりとり」「計算」をする

頭と体を同時に使うと効果的

体を動かしながら、頭を働かせると、脳によい刺激を与えます。

足踏みや少し速めのウォーキングをしながら、「しりとり」や「計算」などを行いましょう。

歩きながら100から7を引き続けていくのです。計算が得意な人は、1000から13を引くという難易度の高い引き算をしてもいいでしょう。

このような、**頭と体を同時に働かす運動を「コグニサイズ」**といいます。認知を意味する「コグニション」と「エクササイズ」を合わせた造語です。国立長寿医療研究センターが、認知症予防のために開発しました。**認知症予備軍が、コグニサイズによって40％改善した**というデータもあります。

間違えても、笑って楽しむ

コグニサイズのポイントは、**息が軽くはずむ程度の運動に、たまに間違えてしまうくらいの難易度の高い課題をすること。**

答えを間違えたりすると恥ずかしいと思うかもしれませんが、まったく気にすることはありません。これは試験ではないのです。

コグニサイズは、**正解を出すことよりも、正解を出そうと考える過程が大切**です。むしろ、**らくらく正解してしまうようなものは、脳の刺激になっていません。**どんどん間違えて、笑って楽しみましょう。

いつでもできる! コグニサイズ足踏み

1 もも上げをしながら、「1、2、3……」と数を数える

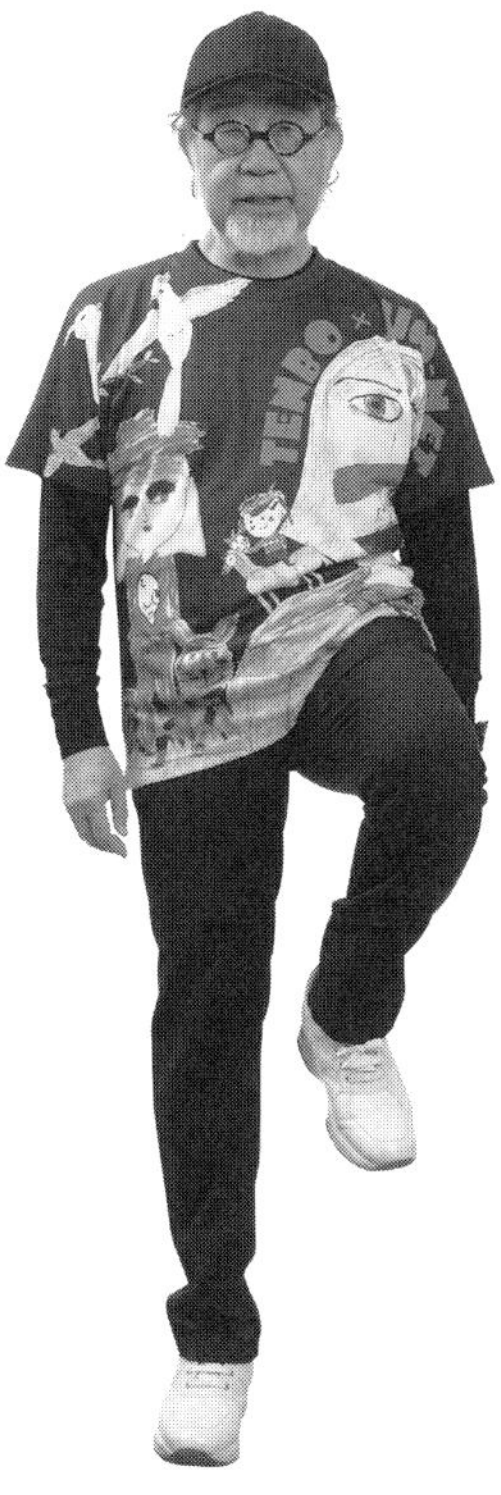

2 5の倍数のときに手をたたく

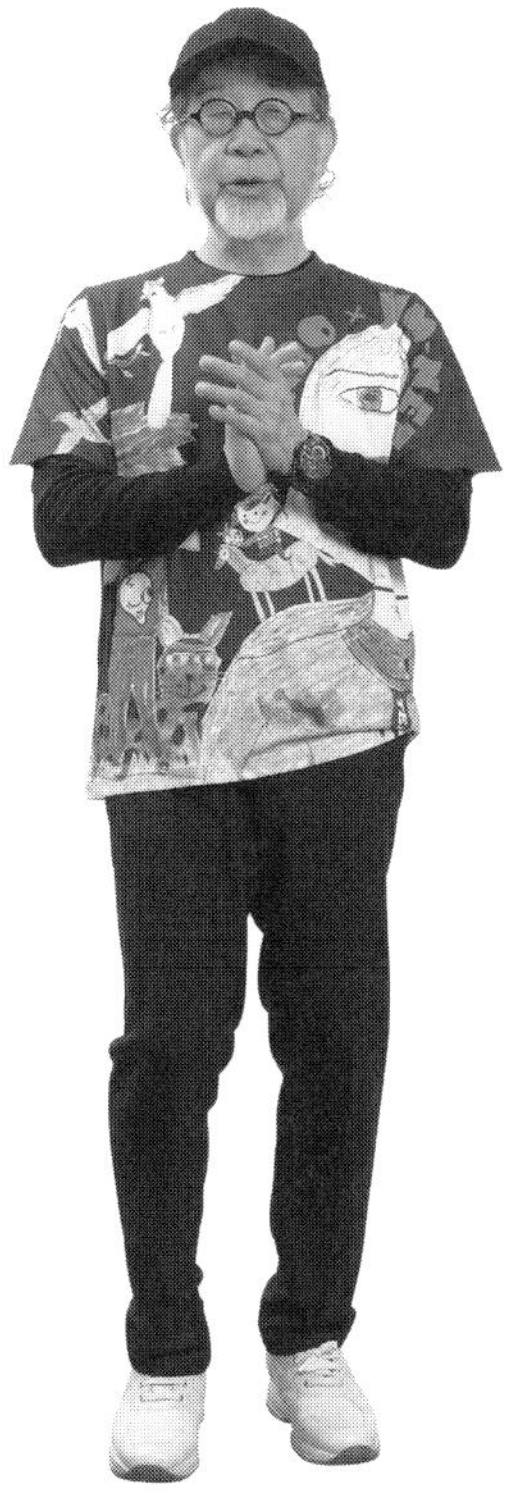

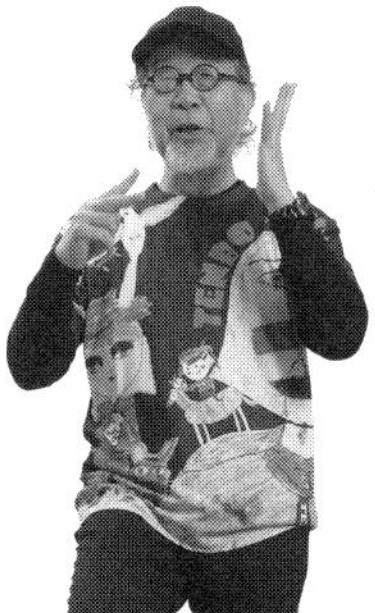

慣れてきたら…

右手と左手でじゃんけんをして、常に右手が勝つようにしましょう。上手くやるコツは、左手を一瞬早く出すことです。

習慣
㉑ 座ったまま「こっそり足首回し」で、転倒予防

転倒骨折は、認知症の元

昔から「高齢者は転ぶな」といわれてきました。転倒による骨折はある期間、行動が制限されるため、老化をすすめやすく、要介護の原因になりやすいのです。当然、認知症のリスクも高めますから、転ばないようにすることが大事です。

転倒の原因は、バランス感覚の低下やふんばる力が低下することもあるのですが、多いのはつま先を上げる筋力が低下することです。そのため、ちょっとした段差や、段差のない平らなところでもつまずいたりします。

そこで、足首を柔軟にしてつま先が上がりやすくするために足首回しをしましょう。

ついでに肩や腰、股関節のストレッチも

足を組んで座り、上の足の足首を回します。ウォーキングの前などにやりましょう。関節が柔らかくなっているお風呂上りにするのも効果的です。

足首回しの後は、上になっている足のふくらはぎで、下の足のひざを内側に押して、太ももの筋肉や股関節をストレッチします。さらに腰もひねると、肩や腰、背中など上半身も気持ちよくストレッチできます。

動きが小さいので、列車の座席や職場でもこっそりできます。自宅でテレビを見ながらでもやってみてください。

座りながら全身ストレッチ! こっそり足首回し

足を組んで座り、上の足の足首を、ゆっくり回しましょう。
大きな円を描くように、丁寧に回すのがコツ。同様に、反対回りでも。

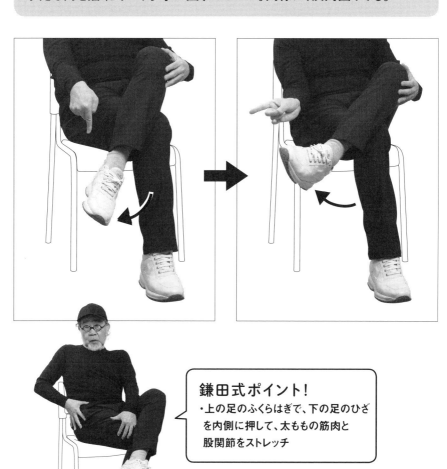

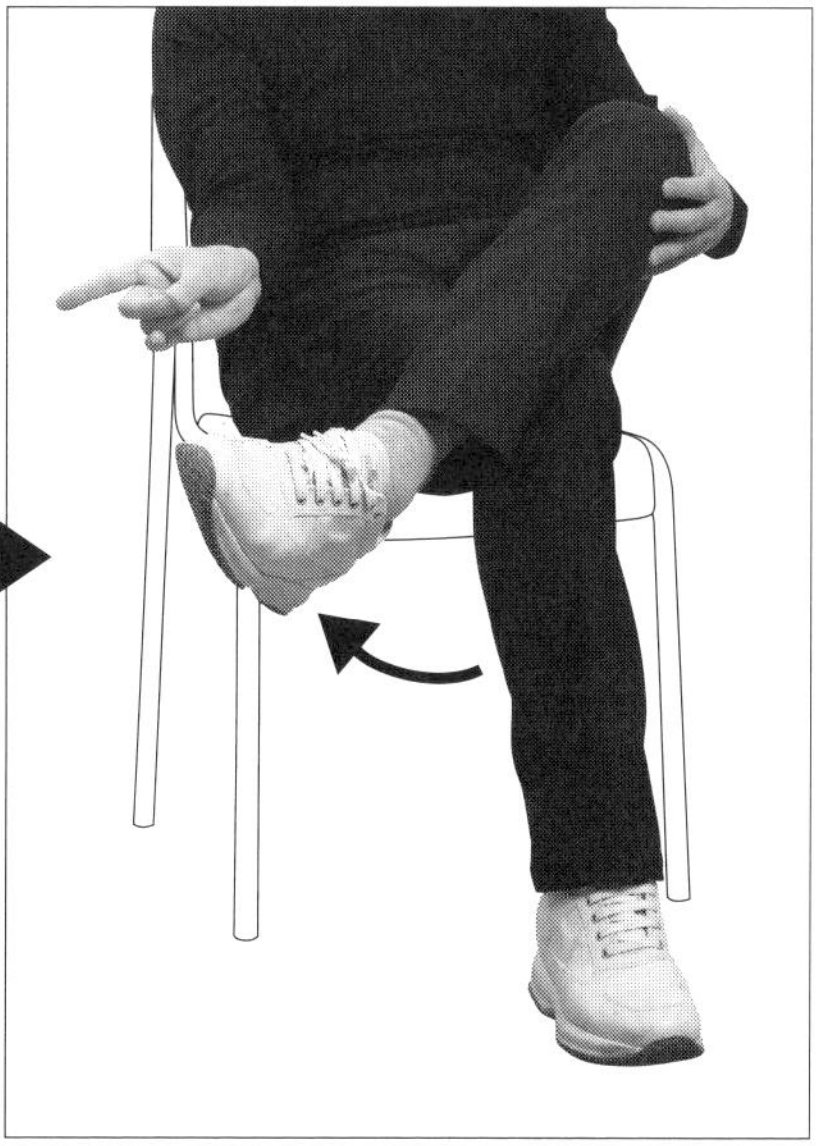

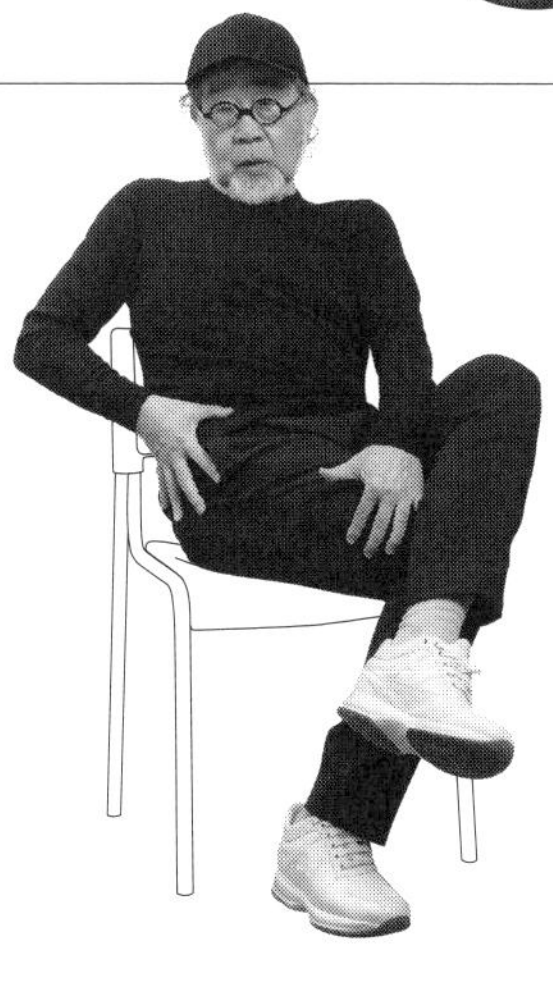

鎌田式ポイント!

・上の足のふくらはぎで、下の足のひざを内側に押して、太ももの筋肉と股関節をストレッチ

習慣

㉒「鎌田式ワイドスクワット」で、効率よく下半身を鍛える

筋トレもプラスして

東北大学の研究では、ウォーキングの有酸素運動だけでなく、**筋力強化を組み合わせたトレーニングが認知機能を改善する**と報告しています。

そこで、効率のよい**「鎌田式スクワット」**をオススメします。**スクワットは、下半身の大きな筋肉を鍛えるのに最適。**いくつになっても歩ける脚力を保てるということは、行動範囲と好奇心を広げるのに役立つのです。

鎌田は毎年、イラクの難民キャンプで診察をしていますが、80歳になっても続けられるような足腰をもっていたいですし、90歳になっても大好きなスキーで、キレのいいターンができたらいいなと思っています。そんな楽しみのためにスクワットを行っていると思うと、やる気もわいてきます。

筋肉を動かせば、マイオカインが出る

スクワットの効果は、**筋肉の強化だけではありません。筋肉が動くときに分泌する物質「マイオカイン」が、認知症リスクを下げる働きをすることがわかってきています。また、血糖値や血圧を下げる、がんや脳卒中、糖尿病、うつ病など、さまざまな病気を予防する効果がある**といわれています。

下半身の筋力を高めるにはワイドスクワットがオススメ。太ももの内側の筋肉を鍛えることができます。

鎌田式 ワイドスクワット

10回
1セット
1日3回
やろう

1 まっすぐ立ち、足を肩幅より大きくハの字に開く。手は胸の前で組む。

2 体重を下半身にのせるイメージで、ゆっくりお尻をおろす。太ももが床と並行になったら、上にあがる。

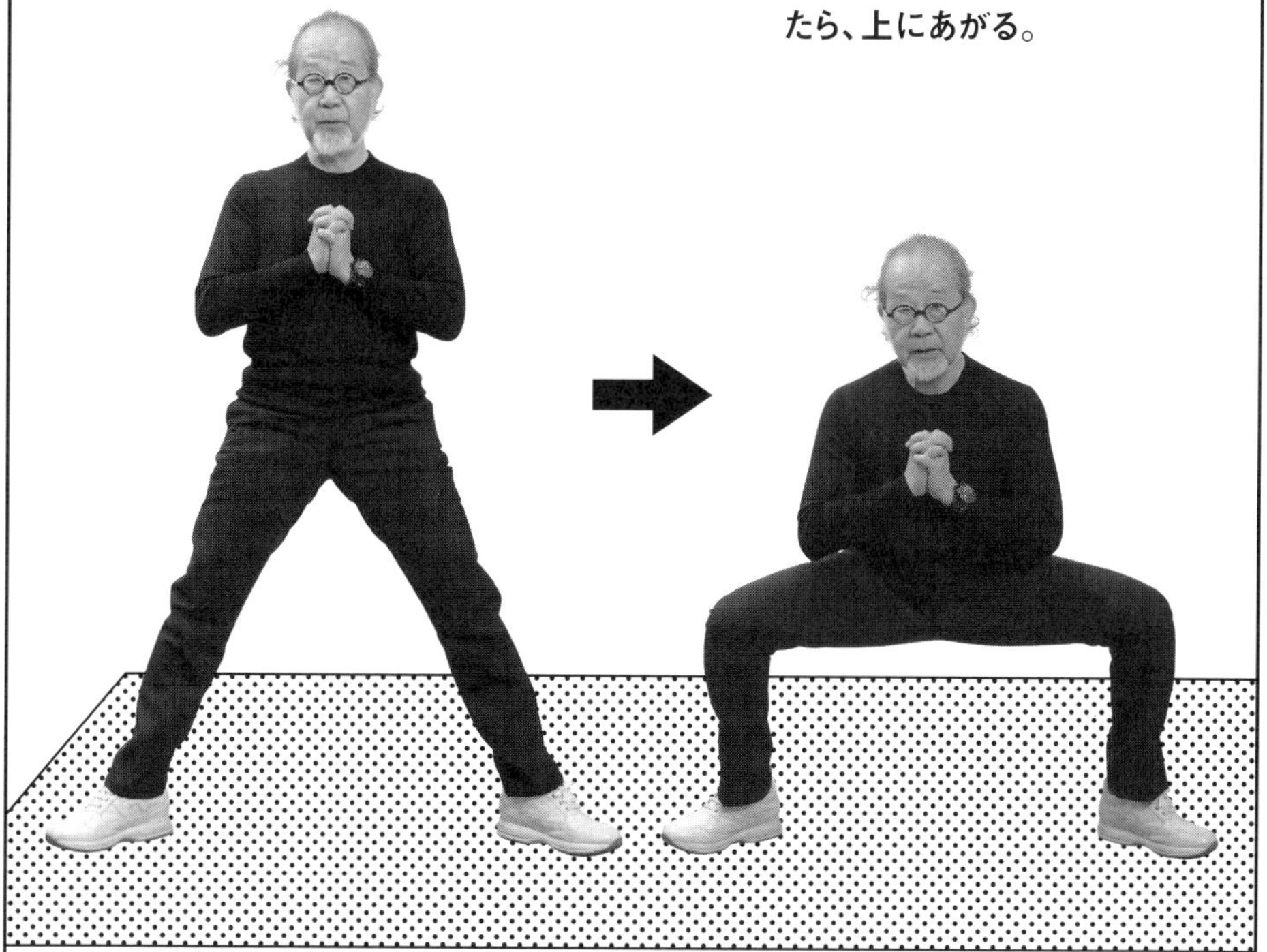

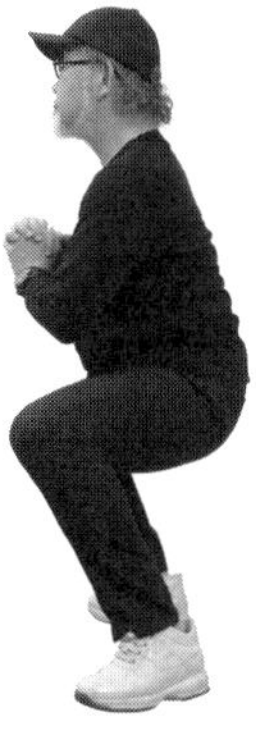

鎌田式ポイント!
・背骨は曲がらないように
・かかとはしっかりと床を踏みしめる

習慣

㉓「鎌田式かかと落とし」で、骨から脳を活性化！

「骨を刺激」して、あらゆる病気を防ぐ

スクワットとともにぜひやってほしいのが「かかと落とし」です。簡単な運動ですが、効果は驚くほど高く、**骨粗しょう症、糖尿病や高血圧、動脈硬化、そして認知症の予防**につながります。

かかとをドスンと落としたときの衝撃が、骨をつくる骨芽細胞を刺激し、強い骨をつくり、骨粗しょう症予防になるのです。僕は、何年もかかと落としを続けていますが、同年代の130％という高い骨密度になったのが自慢です。

また、かかと落としの衝撃によって分泌される骨ホルモン「オステオカルシン」は、骨をつくるだけでなく、**血圧や血糖値を下げる**働きがあります。さらに、**動脈硬化を防ぐ**アディポネクチンという物質も分泌することがわかっています。つまり、**かかと落としは生活習慣病を予防し、全身を健康にする**のです。

脳の毛細血管の血流がよくなる

鎌田式かかと落としは、第二の心臓といわれるふくらはぎの筋肉を動かすので、**全身の毛細血管を刺激し、血流をよくします**。血流が悪いと、本来あるはずの毛細血管に血液が流れず、「ゴースト血管(見えない血管)」という現象が起こります。かかと落としは、この「ゴースト血管」も解消し、**脳の血流をよくするので、認知症予防にもなる**と考えられます。

鎌田式 かかと落とし

10回
1セット
1日3回
やろう

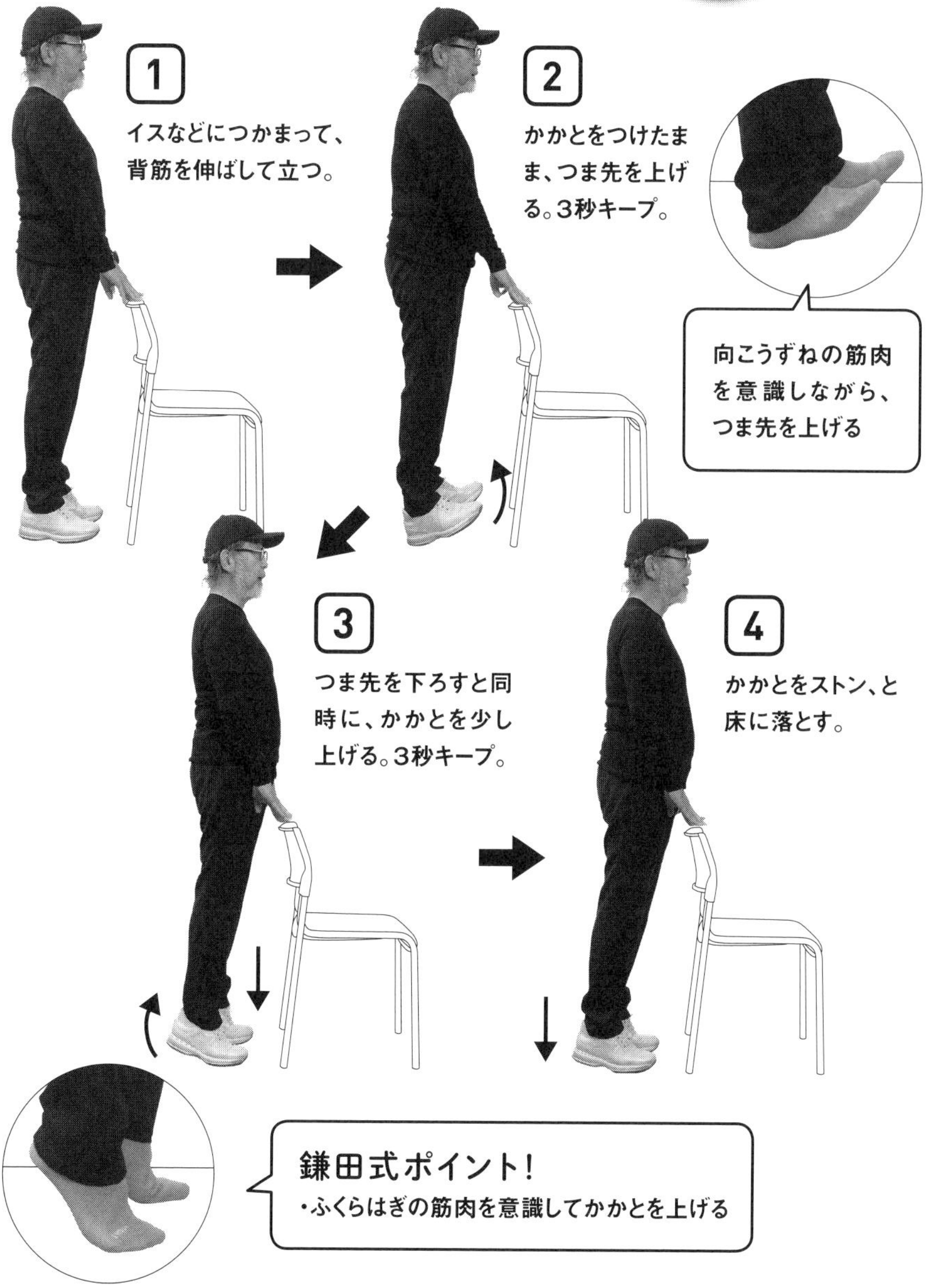

1
イスなどにつかまって、背筋を伸ばして立つ。

2
かかとをつけたまま、つま先を上げる。3秒キープ。

向こうずねの筋肉を意識しながら、つま先を上げる

3
つま先を下ろすと同時に、かかとを少し上げる。3秒キープ。

4
かかとをストン、と床に落とす。

鎌田式ポイント!
・ふくらはぎの筋肉を意識してかかとを上げる

習慣

㉔「鎌田式壁立て伏せ」で、ラクに上半身を鍛える

姿勢がいいと気持ちも前向きに

あまり運動習慣のない中高年にオススメしたいのが、**壁を使った腕立て伏せ「壁立て伏せ」**です。床に両腕をついて行う「腕立て伏せ」よりも負荷が少ないので、腕の筋力に自信がない人でもラクにできます。

壁立て伏せでは、腕の筋肉だけでなく、腹筋や背筋も鍛えることができます。しっかりした腹筋や背筋は、姿勢をまっすぐに保つのに役立ちます。よい姿勢はとても若々しく見えますし、ウォーキングをするときにも姿勢がよいと、ダイナミックに体を動かすことができ、全身運動になります。なにより、**姿勢がよいと気持ちが前向きになり、いろんなことにチャレンジしようという気持ちがわいてくる**ものです。運動とチャレンジ精神は、認知症予防には欠かせません。

また、腕で壁を押すときに肩甲骨や肩関節を動かすので、肩こりの解消や肩関節周囲炎（いわゆる五十肩）の予防にも効果があります。

自分に合った負荷でOK

壁立て伏せは、壁との距離や、壁につく手の高さによって、負荷を調整できます。もっと筋肉を刺激したいという人は一歩下がって、壁との距離を多くとりましょう。それもラクにできるようになったら、壁の代わりにイスに手をつく「イス立て伏せ」にチャレンジしてください。

鎌田式 壁立て伏せ

10回
1セット
1日3回
やろう

1 壁から70㎝ほど離れて立ち、肩の高さで、手をハの字につく（負荷を軽くしたい場合は、壁に近づき、肩より高い位置に手をつく）

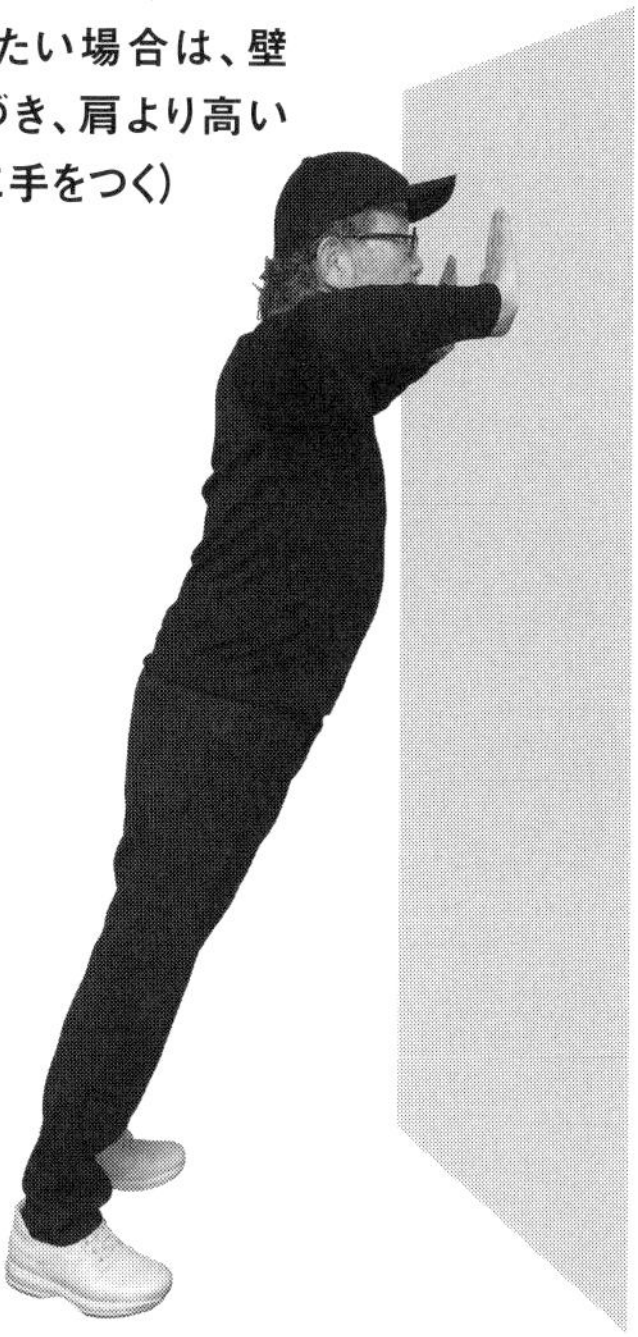

2 自分の体重を利用しながら、ゆっくりひじを曲げ、ゆっくり元の姿勢に戻る

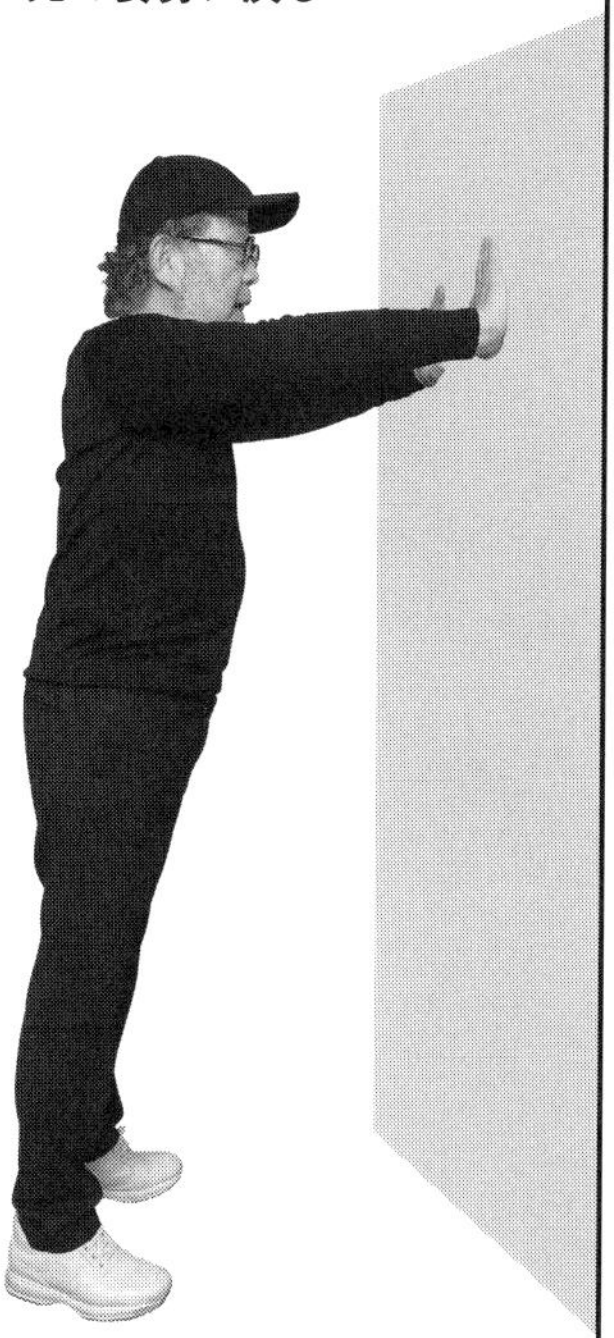

鎌田式ポイント！
・手はハの字にして、大胸筋により効きやすく

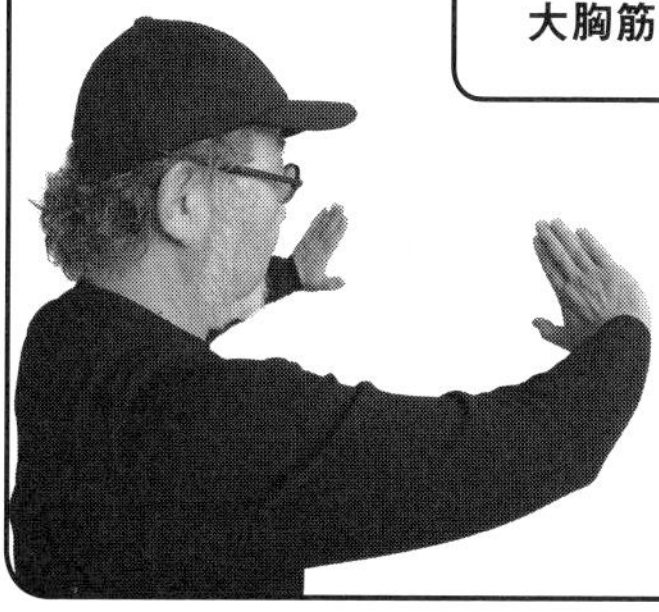

・背筋をまっすぐに伸ばし、背筋と腹筋を意識しよう

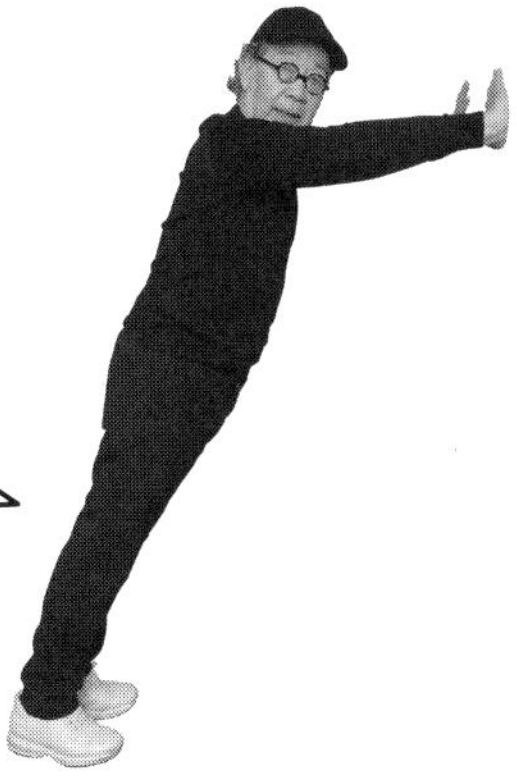

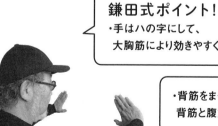

第4章

意識と習慣を変えれば、毎日が「脳トレ」になる

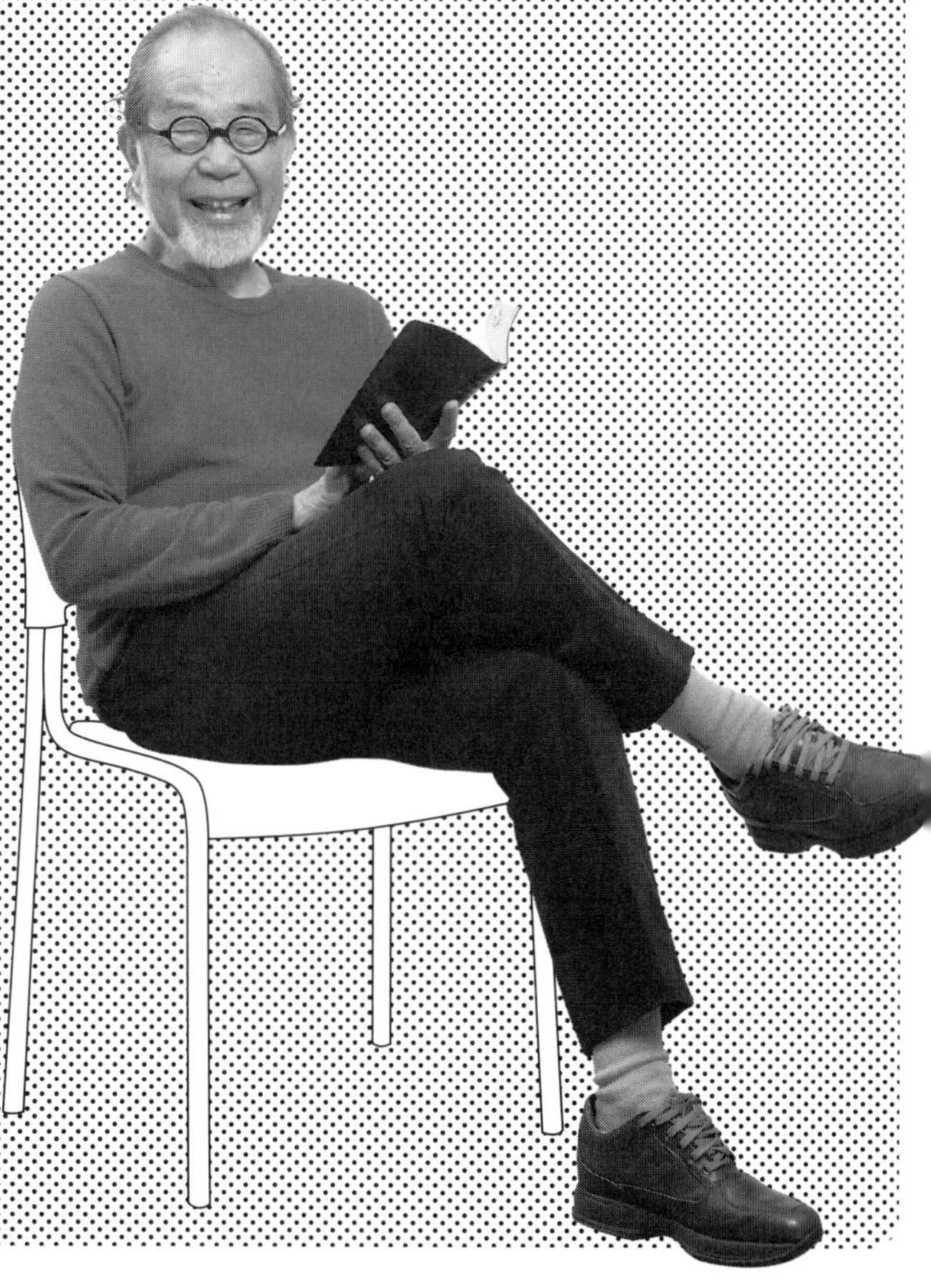

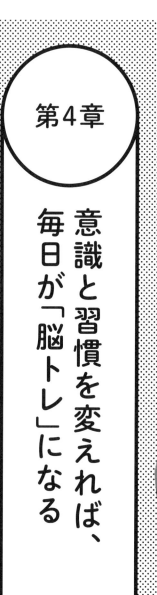

習慣

㉕ いつもと違う散歩やおしゃれ、旅をして、脱・マンネリ

手順やコースを変えるだけで、脳が活性化

ある程度の年齢になると、食事の内容や好みのファッション、散歩コース、付き合う相手など、だいたい決まってきます。毎日の生活も、お茶の子さいさい。頭をフル回転させなくても、大概のことはできてしまい、失敗もあまりありません。でも、こんな生活は、脳にとっては要注意。**脳の使い方がワンパターン**になっている可能性があります。

脳を活性化するには、いつもと違うことをして、マンネリから脱することが大事です。新しいこと、苦手だと思って避けてきたことにも、どんどん挑戦してみましょう。

僕は講演や取材のために全国各地を飛び回っているので、いつもと同じということがほとんどありません。お陰で**ハラハラドキドキすることが多いですが、これが脳の若返りにはいい**のだと思っています。

毎日の生活を、なんとなく過ごしてしまうのはもったいない！僕はちょっとだけ意識や習慣を変えて、脳に刺激を与えるようにしています。

散歩のコースを変えてみよう

友人だった永六輔さんは、知らない曲がり角を曲がったところから旅が始まる、と言っていました。住み慣れた地域でも、いつもと違う道を歩いてみると、思わぬ発見があるものです。

認知症になると、空間認知能力が低下していきます。自分のいる場所を俯瞰して、どの位置にいるのかを立体的に把握する能力のことです。できるだけ立体的な地図を思い浮かべて、歩いたことのない道を探検してみましょう。

スーパーで買い物をするときも、野菜売り場、鮮魚売り場、精肉売り場……というお決まりのコースではなく、今日はお惣菜コーナーから回ってみよう、と順番を変えてみるのもよいと思います。**順番が違うだけで、周囲への注意力や観察力が高まり、新鮮味を感じることができる**でしょう。

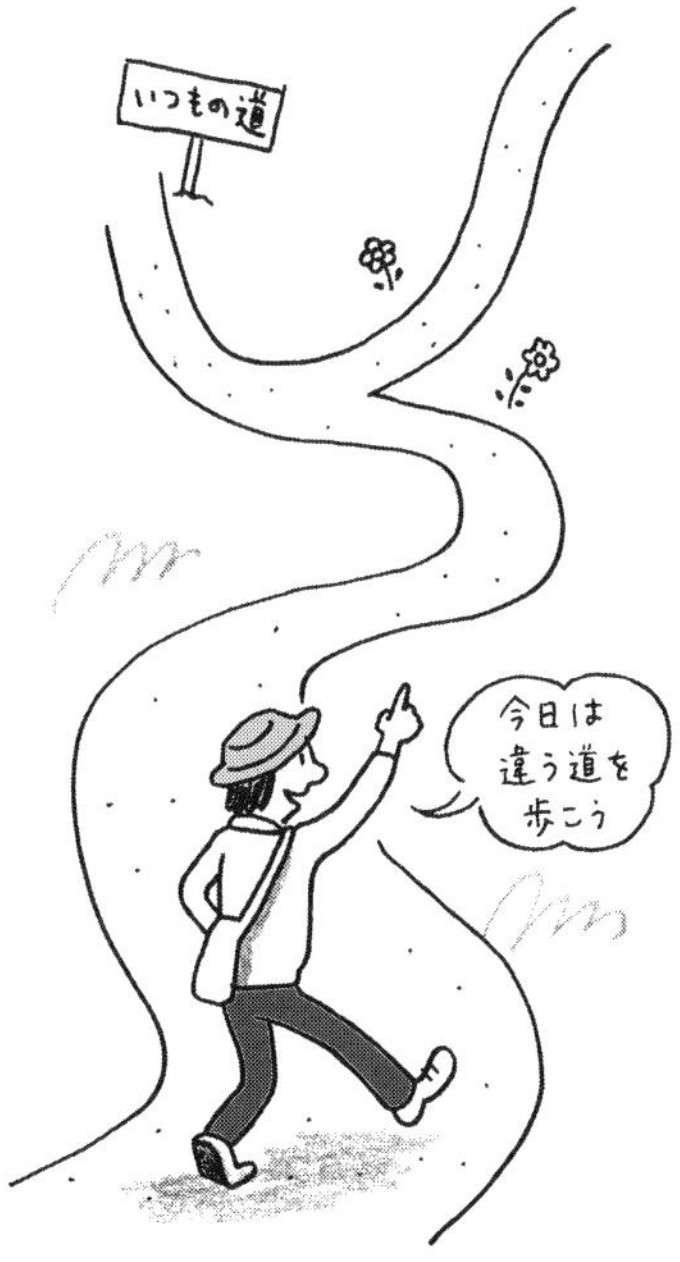

おしゃれは心を軽くし、行動を広げる

認知症の初期や軽度認知障害では、おしゃれに興味を示さなくなることがよくあります。南デンマーク大学の双子を対象にした研究では、**若々しく見える方が、認知機能がよかった**のです。おしゃれをして若く見えるようにしたりと、見た目に気を使うことが大事なのです。

僕は、スクワットとかかと落としを続けて、体重が9kg減ってから、服の好みが変わりました。以前は、体を締め付けないダブダブのスーツが定番でしたが、痩せて体型が変わってからは、細身のスーツを好んで着るようになりました。ハードルが高かった白いジーンズにも挑戦しています。

おしゃれは、自分を表現する一つの手段。すてきに決まれば、気持ちが高揚し、「美術館に行ってみよう」「レストランで食事をしよう」などと行動にもつながります。

一般に、**年をとると意欲が低下し、行動範囲が狭くなりがちですが、社会とつながりを持ち続けるためにも、おしゃれを自由に楽しんでほしい**と思います。

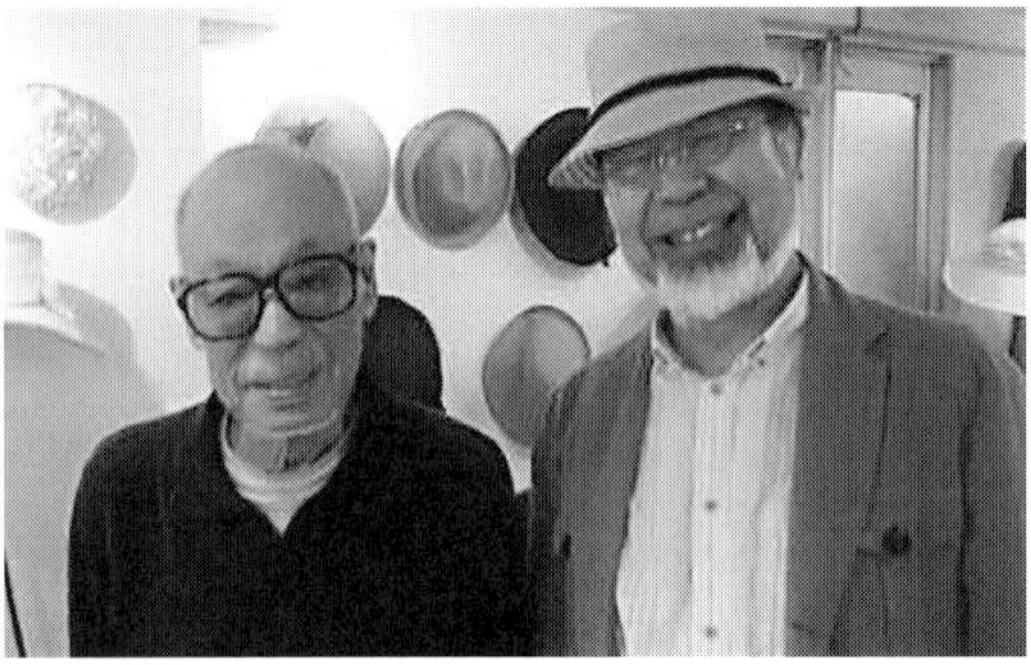

世界的帽子デザイナー、故・平田暁夫さんと。「ファッションから若返ることも大事。いい帽子をかぶるとワクワクする」

旅という非日常が、視点を変える

どこかに出かけて、帰ってきたとき、日常がちょっと変わって見える。それが旅の醍醐味の一つです。

もう数年前のことですが、「旅をあきらめないで」と呼びかけて、病や障害のある人たちと一緒に旅をしたことがあります。年2回、ハワイやグアム、台湾、そして、東日本大震災後は復興支援のために東北を訪れるツアーには、多くの障害者や要介護の人たちが参加してくれました。

おもしろいのは、参加するたびに元気になっていく人がいること。実際に、要介護5から要介護3へ改善した人もいました。なぜそんなことが起こるのでしょう。

一つは、**旅での「楽しい」という思いが、「また参加したい」という目標に変わり、毎日の生活が意欲的**になったこと。もう一つは、**日常から離れることで、自分の置かれた状況や人生を別の視点でみつめる**ことができるからではないかと思います。

視点が変われば、そこから見える風景も変わります。旅はマンネリを脱するための手っ取り早い方法です。

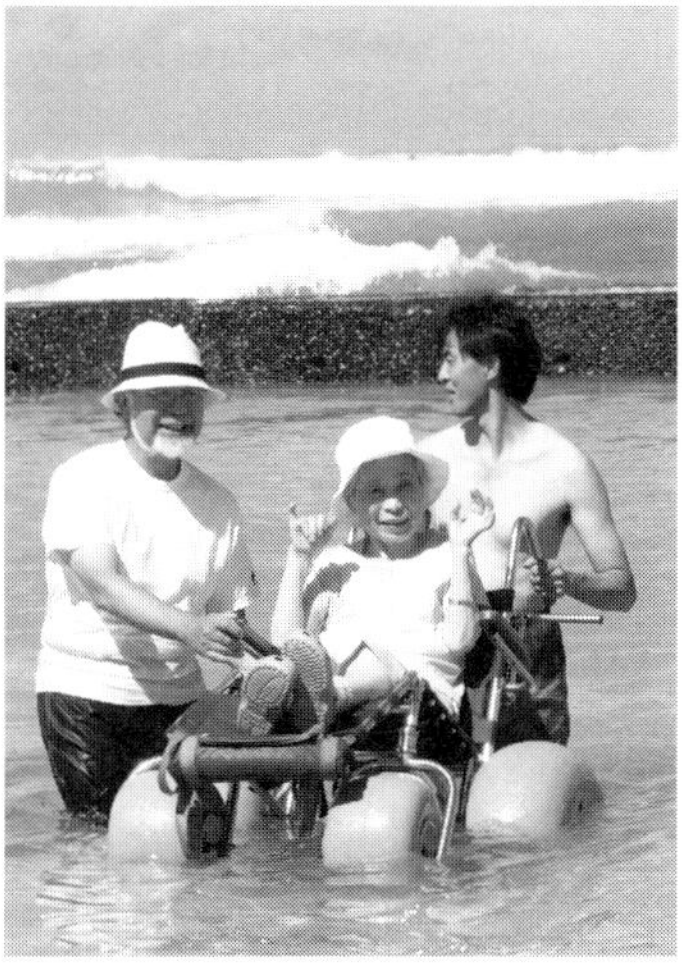

車椅子の方とハワイへ。「病気や障害があっても、旅もやりたいことも夢も、あきらめない。満足感いっぱいの表情が、僕のパワーに」

習慣

26 軽い運動、料理、片付けで、最高の脳トレにする！

体を動かせば、頭も働き出す

僕は18歳から65歳くらいまで、朝4時半に起きる生活を続けてきました。病院や仕事に行く前に、勉強をしたり、音楽を聴いたり、原稿を書いたりしてきたのです。睡眠時間は4時間半でした。65歳以降は、健康のためにしっかり6時間以上眠るようになりましたが、朝の過ごし方は変わっていません。

起きてすぐに、脳を活動させるコツがあります。それは、**太陽の光を浴びながら体を動かす**こと。スクワットやかかと落としなどの軽い運動をしていると、眠気はすぐに吹き飛んで、いいアイデアなどがひらめいたりします。ベッドの上であれこれ考えて、脳を起こそうとするよりも、ずっと効果的です。

軽い運動のほか、料理や部屋の片付けなどが、脳の準備運動に最適。体を動かして、脳のスイッチを入れましょう。

朝、軽い運動をすると認知機能がアップする

記憶力や集中力を高めることができるのは、机にじっと向かっているときというイメージがありますが、実際はまったく違うようです。

オーストラリアのベイカー研究所の論文では、**朝、運動をすると記憶力、意思決定能力、集中力など全般的な認知能力が向上する**ことがわかりま

した。さらに、8時間座り続けた場合は認知能力が低下していくのに対して、時々3分間の軽い運動をすると、短期記憶力が明らかによくなっていることもわかったのです。鎌田のイチオシです。

朝起きて、軽い運動をすることをオススメします。体はもちろん、脳の準備運動にもなります。第3章で紹介した速遅歩きやスクワット、かかと落としのほか、ラジオ体操やヨガなど、好きな運動をやってみましょう。

　また、デスクワークなど座っている時間が長い人は、**1時間に1回程度立ち上がって、3分間、体を動かしましょう**。これは、短期記憶にいいだけでなく、心臓や血管の病気の予防にもなります。

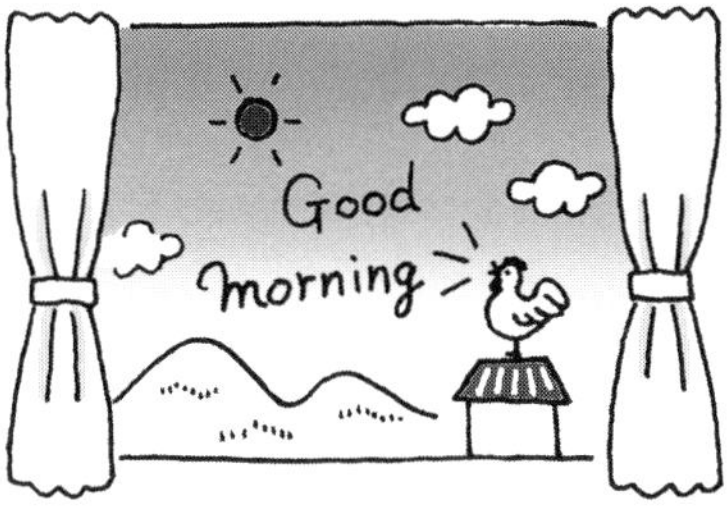

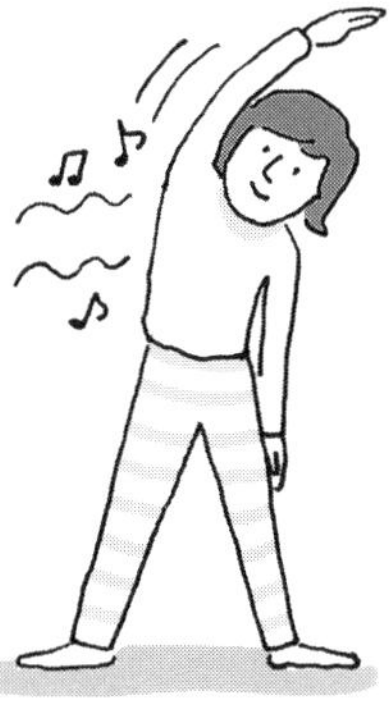

ラジオ体操・
ストレッチ

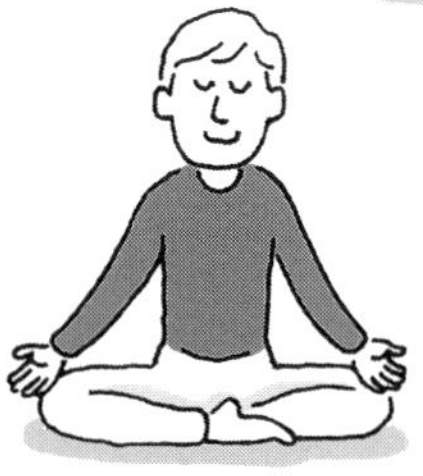

ヨガ

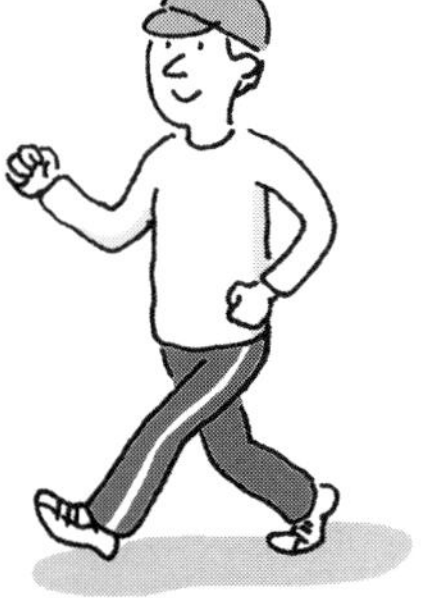

ウォーキング、ランニング　など

複雑な作業を段取りよく行う料理づくりは、前頭前野を鍛える

料理は、食材を選ぶ、洗う、刻む、調理、盛り付けるといった流れを段取りよく組み立てながら、いくつかの作業を同時に行わなければなりません。熟練の主婦の域になると、使ったまな板や鍋やザルなどを片付けながら調理するという、とんでもなく複雑な工程もらくらくこなしてしまうから驚くばかりです。

料理をすると、脳の前頭前野という領域が活性化するといわれています。前頭前野は、思考や判断、行動を司るところ。「考える」「記憶する」「アイデアを生み出す」「感情をコントロールする」「コミュニケーションをとる」「学んだことを応用する」「集中する」「やる気を出す」など重要な働きをしています。

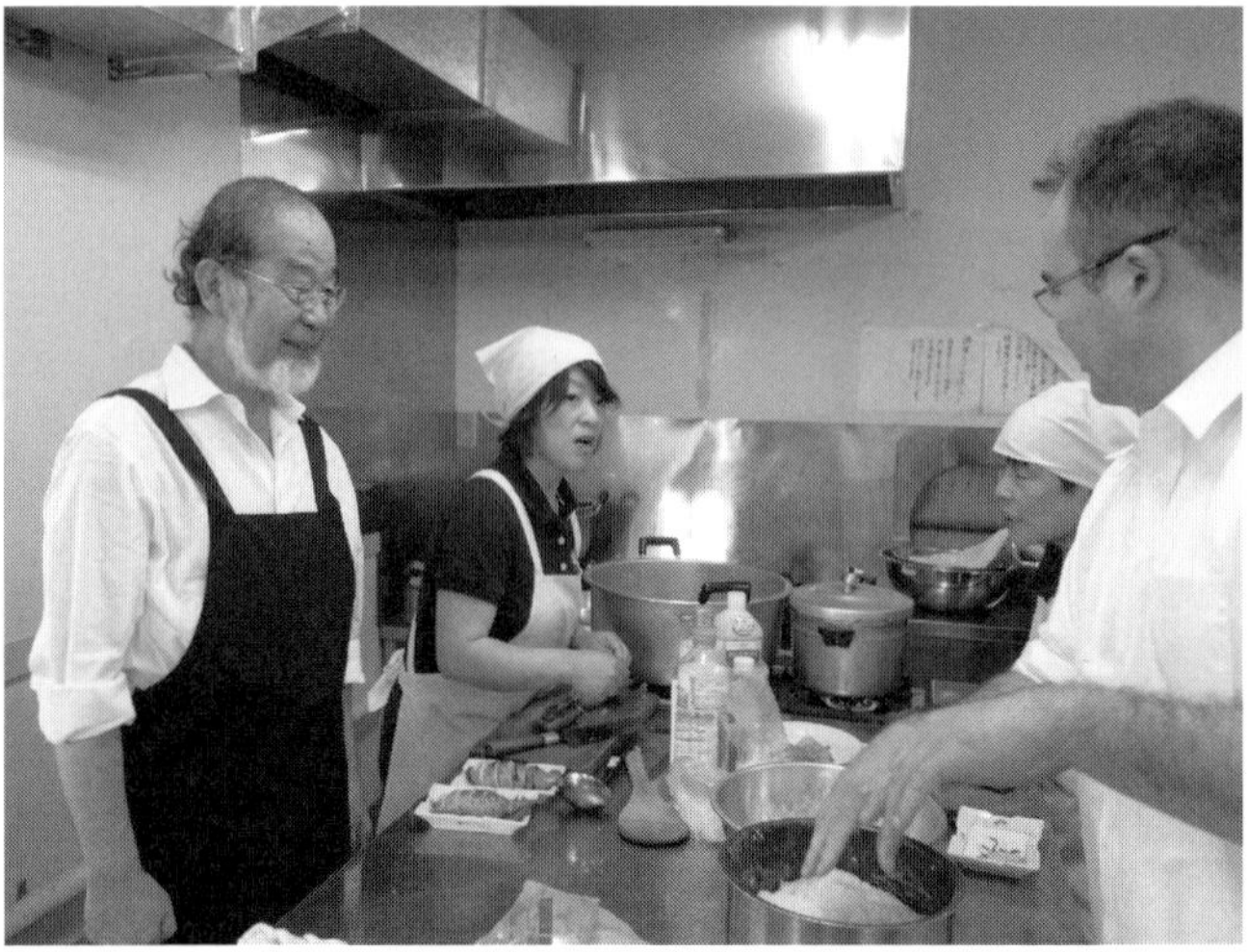

長野県茅野市の食生活改善推進委員と料理。
「みんなで作ってみんなで味わう。楽しくておいしい、健康づくり」

第2章では、料理初心者でも作れる簡単な「脳活レシピ」を紹介しています。これまで料理をしたことがない人も、ぜひ挑戦してください。

家の中の片付けをすると、気持ちが前向きになる

片付けるという作業は、ものを分類して定位置にしまったり、必要なものか不必要なものか判断して、生活がスムーズにいくようにものを管理することです。**認知症になり、片付けのための判断力や記憶力が低下すると、家の中も散らかり放題になります。**

僕は、自分の部屋の片付けもしますが、情報の整理整頓はこまめにしています。新聞や雑誌で役立ちそうな情報を見つけると、そのページだけ切り取って、クリアファイルに保管。世界の医学論文も、いつか役立ちそうなモノはコピーして、書斎の棚に、テーマごとに分けて保存しています。片付けは、習慣です。何よりも、部屋の中が整理されていると、気持ちが前向きになります。一度に完璧に片付けようとすると長続きしないので、今日は机の周り、明日は本棚……とスペースを小分けして、毎日少しずつ片付けると、脳の準備体操になります。**棚にしまった記憶を時々取り出して、書いたり話したりすることが認知症予防になるのです。**

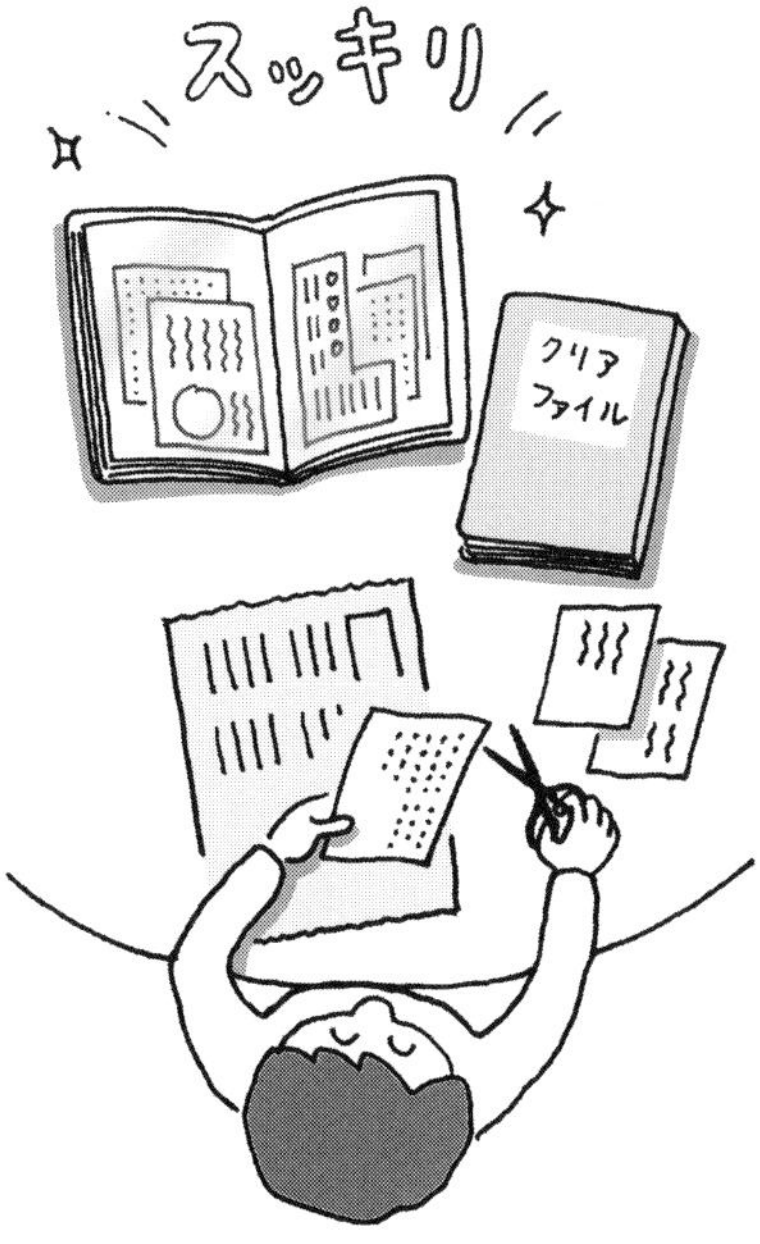

不便を楽しんで、〝デジタル認知症〟を防げ

パソコンやスマートフォンなどの普及によって便利になった半面、もともと持っている能力を弱めてしまいかねない不利益も起きています。

たとえば、その日の予定や知人の電話番号、漢字など、きちんと記憶していなくても日常生活に支障がなくなりました。パソコンやスマートフォンを使えば事が足りるからです。わからないことがあっても、検索すれば簡単に情報が手に入りま す。そこにはいろいろな情報や見解が展開されていますから、自分の考えを深めることもなく、そのまま受け入れてしまうこともできます。

こうした現代生活にどっぷり浸かってしまうと、40代の若い世代から、もの忘れが目立ちはじめるといわれています。これを「デジタル認知症」といいます。**デジタル認知症になると、記憶力だけでなく計算力や注意力なども落ちていきます。**その多くは、俳優の名前が思い出せないなどの軽いものですが、1割以上が本物の若年性認知症になってしまうという怖いデータもあります。

これを防ぐには、**すぐにググらず(インターネット検索せず)、計算もできるだけ暗算するなど、ふだんから脳を刺激**しましょう。

僕も「あれ、あの人の名前、なんだっけ」ということが増えました。のど元まで出かかってなかなか出ないモヤモヤも、いま脳ががんばっているんだと肯定的に受け入れて、できるだけ自分の力で記憶の出し入れができるようにしています。

最近の家電には便利な機能がたくさんついています。AIが組み込まれて勝手にお掃除してくれるようになりました。便利になって空いた時間に、スポーツで体を動かしたり、趣味やボランティア

活動をするというのなら、いいでしょう。いい時間の使い方です。

しかし、そうでないならば、**あえて不便な生活をしてみる**のをオススメします。**なんでも機械に任せるのではなく、脳のなかで作業手順を組み立てて**みましょう。たとえば、**炊飯器は使わずに、**

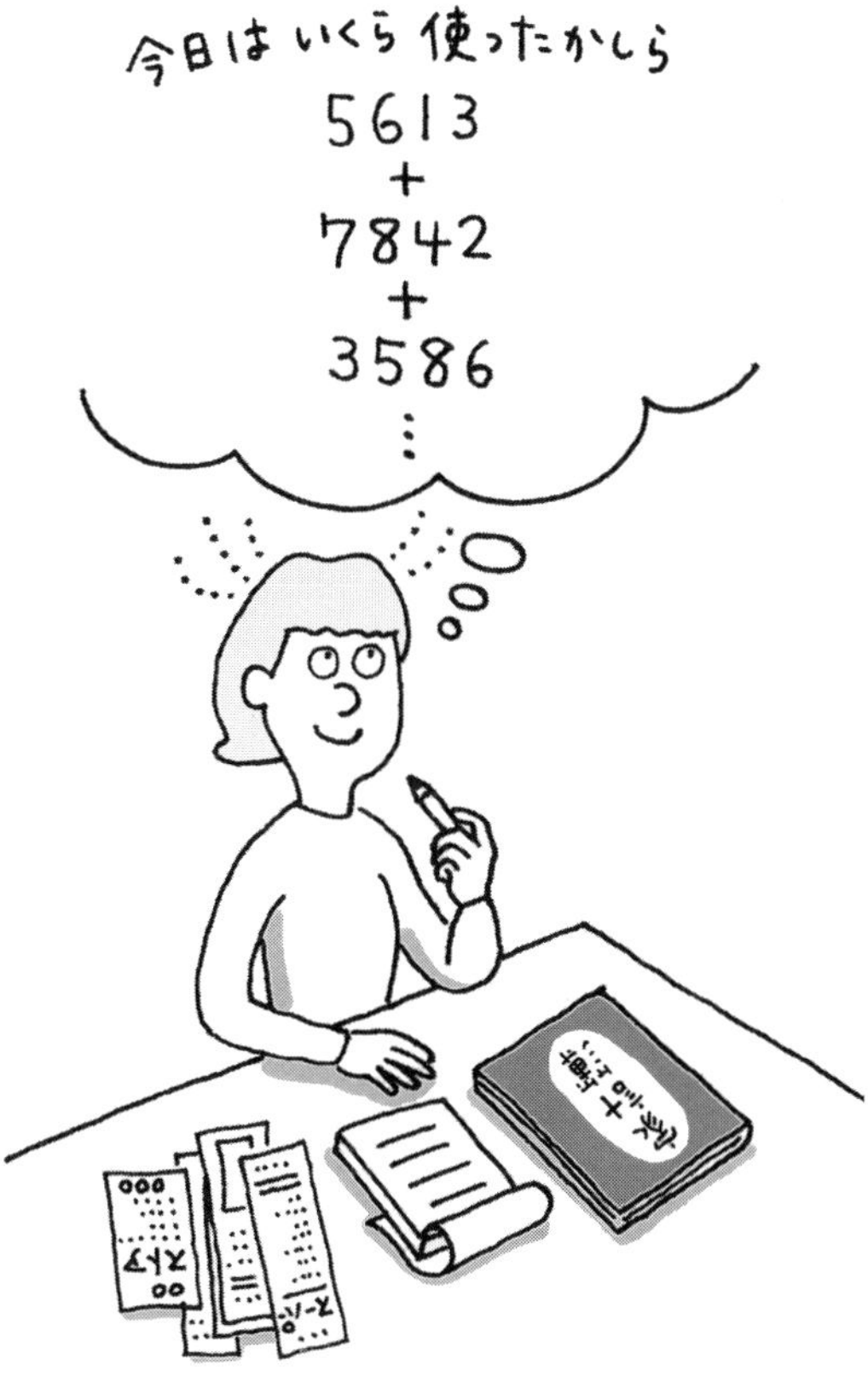

土なべでご飯を炊く、家計簿をつけるときは計算機を使わない、といったことです。前頭葉のワーキングメモリという機能が刺激され、段取り力などが鍛えられます。日々の生活の中でできることを、毎日続けてみましょう。

習慣

27 新聞、本、映画、音楽を楽しむ日々。感動は声や文章で表す

アウトプットを意識

いまソーシャルメディアが盛んです。何気ない日常や社会の出来事に対して、いろんな人が自分の意見をSNS（ソーシャル・ネットワーキング・サービス）にのせて発信しています。

でも、本当に自分の意見なのでしょうか。僕は少々疑問に思っています。情報の洪水のなかでは、あまり考えなくてもわかった気になってしまったり、他人の意見をそのまま鵜呑みにしてしまうことが少なくありません。

情報社会とうまくつきあっていくには、自分の頭でよく考えることが大事です。**情報を入れるインプットと、それを整理し、表現するアウトプットの両方をすることで、脳は活性化**します。

けっこう多いのが、アウトプットの機会が少ない人やよく考えないでアウトプットをしている人。仲間や家族とのおしゃべりに、仕入れた知識をアウトプットするといいですね。

文章や声、歌や楽器などを使って、自分を表現するのも大事です。僕は、2003年からNHKラジオ『いのちの対話』、その後は文化放送『日曜はがんばらない』で、自分の考えを自らの声でアウトプットし続けています。最近はラジオで、チェルノブイリの子どもたちの診察に行ったときの話をして、そのときの思い出のロシア歌曲『カチューシャ』をロシア語で歌いました。

本や映画の感想は、心が熱いうちに書き留めよう

好奇心をかきたて、新たな考え方や価値観を示してくれる読書。**一日15分の本を読む習慣は、脳によい刺激**をもたらします。

僕はジャンルを問わず、いろいろな本を読むのが好きですが、**本を読んだ後は必ず感想を書く**ことにしています。本だけではありません。映画や芝居をみるのも大好き。年2回、紅テントで上演される唐組の芝居をみにいきますが、それらの感想を文章で書くことにしています。10年以上、毎日続けているブログ「八ヶ岳山麓日記」では、本370冊以上、映画450本以上の感想を公開しています。

あらかじめ感想を書こうと思っていると、本や映画の内容に集中できますし、感想を書くことで感動が大きくなり、ストーリーも整理することができます。大切なのは、心が熱いうちに書くこと。「読書ノート」を一冊つくって、手書きで感想をつづるのもいいですね。

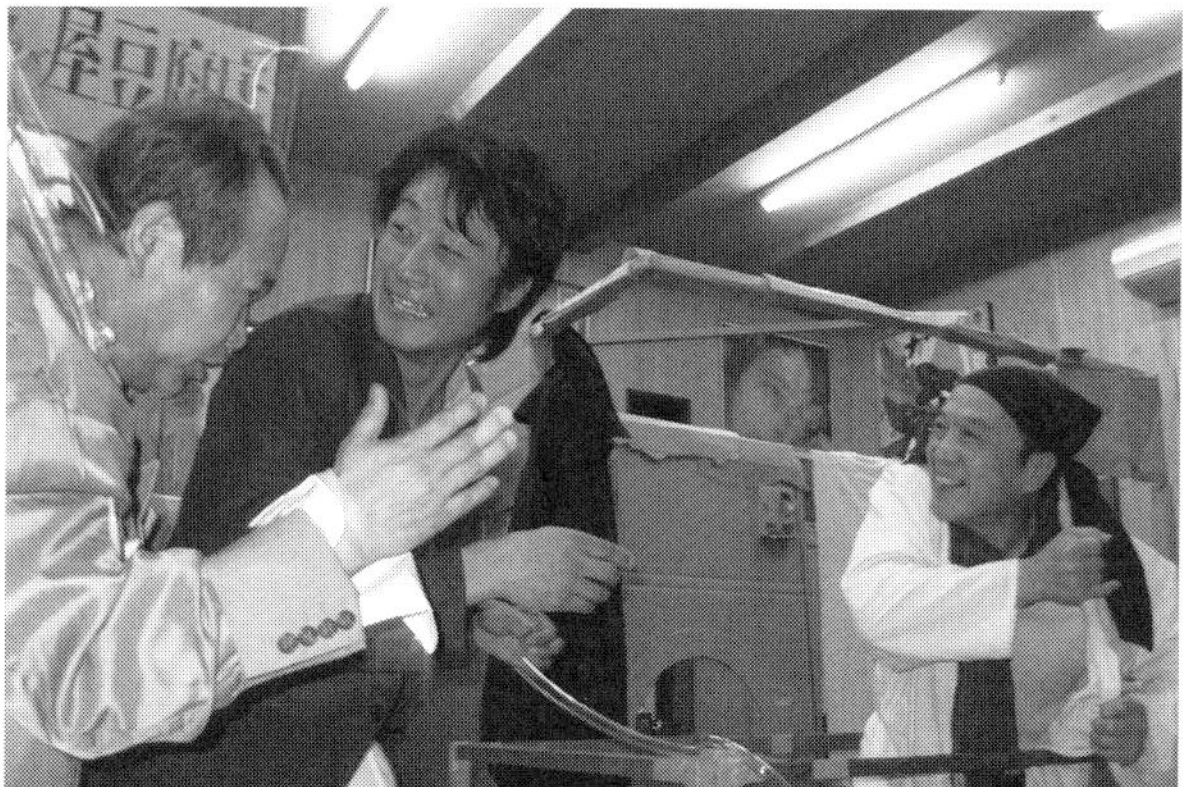
唐十郎さんの、芝居の稽古現場を見物。「楽しんでいる人は健康で長生きしている。芝居をはじめ、コンサート、映画などを楽しんでもらいたい」

歌や楽器の演奏は、脳を刺激する協調運動

複数のことを同時に動かす協調運動は、脳を活性化させます。音楽もその一つ。リズムに合わせて体を動かしたり、楽器を演奏したり、歌詞やメロディを思い出してうたったり、**音楽のさまざまな要素が脳のいろんな部位を刺激**します。

さらに、**音楽を聴くことで気持ちが安定したり、感動で心が揺さぶられたり。懐かしい音楽を聴いて、記憶がよみがえったり**することもあります。

こうした音楽の総合的な作用に着目し、認知症の人の脳の活性化や心の安定をはかる「音楽療法」も行われています。

僕の友人で、50歳のとき若年性アルツハイマー型認知症と診断された佐藤雅彦さんは、認知症になってからピアノを習い始めました。練習を重ね、ピアノの発表会で演奏したという知らせをもらいました。「初めからできないとあきらめず、やりたいと思ったらまず挑戦してみることにしています」という佐藤さんに、僕も負けてはいられません。

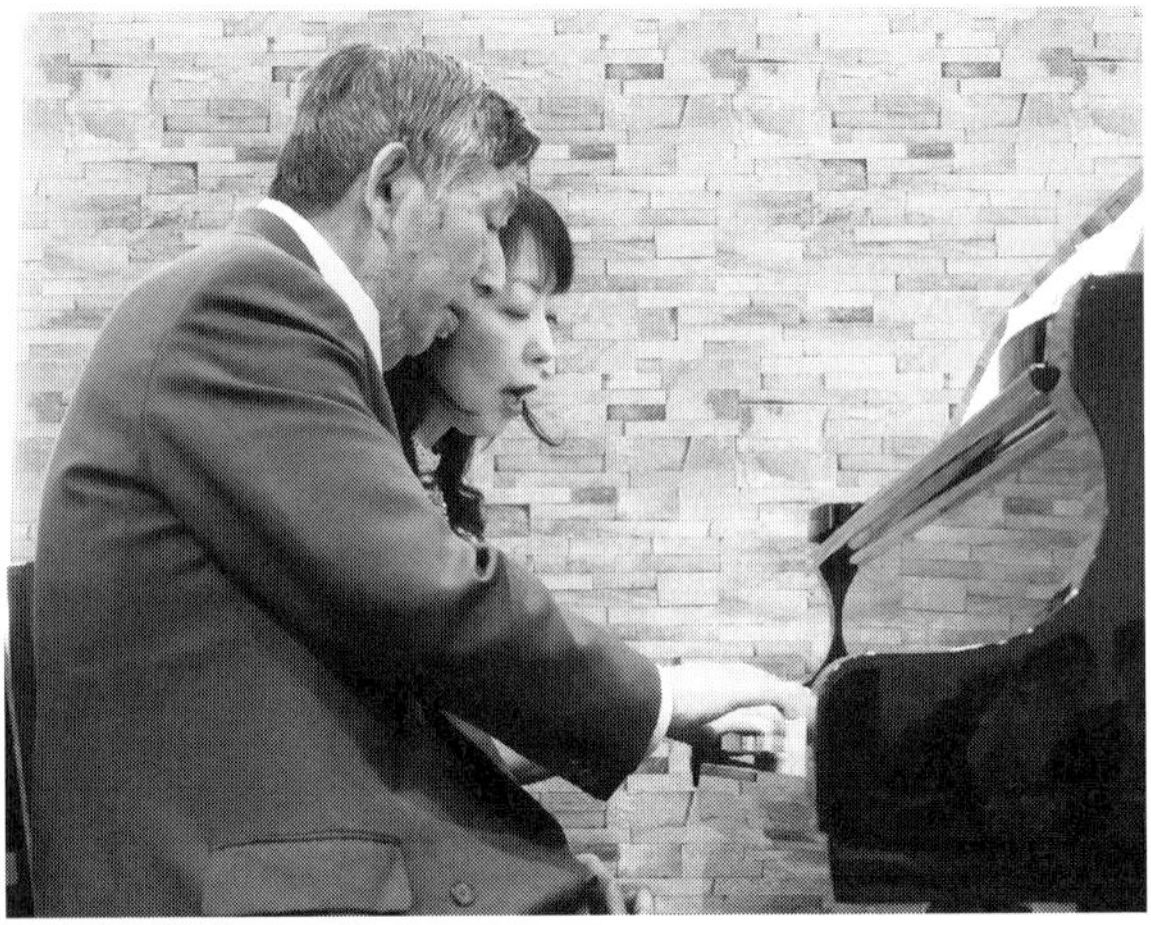

ピアノを弾いて前向きに生きている佐藤雅彦さん。「認知症だから何もできない、なんてことはない。彼の生き方を見ていると、生きることの可能性を感じる」

いい言葉、感動した文章は、暗誦しよう

本や映画でいいなあと思う文章があると、赤ペンでラインを引いたり、メモ帳に書き写したりしています。気に入った俳句や偉人の名言、映画の名セリフなど、毎週一つずつ頭のなかに蓄えていくと、心も豊かになるでしょう。

僕は若いころから詩が好きで、何度も読むうちに自然と覚えてしまったフレーズがたくさんあります。たとえば、田村隆一の「帰途」という詩。「言葉なんかおぼえるんじゃなかった／言葉のない世界／意味が意味にならない世界に生きてたら／どんなによかったか」というフレーズは、時々、思い出してはかみしめています。こうやって言葉を残していたら、まちなか図書館「鎌田文庫」が佐賀市に今年できました。僕のオススメの絵本や写真集、詩集……鎌田の言葉の世界が広がります。

この本を書きながら、認知症を生きるとはどういうことかを考え、また、この詩のことを考えました。**認知症の人がやがて言葉の世界を失ったとしても、言葉が支配する以前の豊かな世界を生きることができる**。僕はそう思っています。

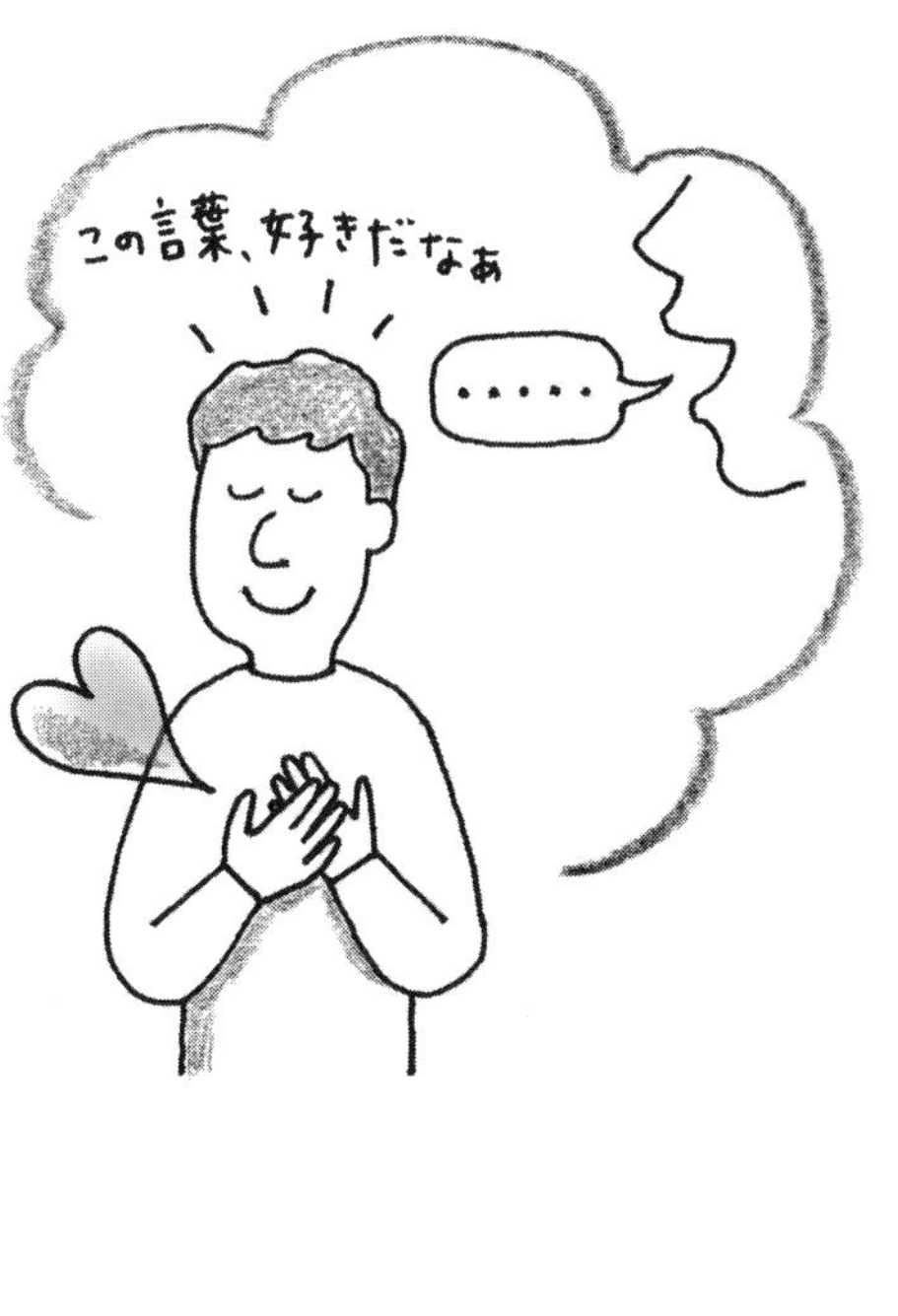

習慣

㉘ 無気力はダメ。楽しいこと、好きなことにこだわっている

アパシーは脳機能を低下させる

認知症の一般的な症状に、アパシーがあります。何事にも無関心で、無気力になることです。人間は何かをしようという意欲があってはじめて行動するので、**意欲そのものが低下すれば、身体活動も減り、脳機能も衰えていきます**。認知症の人の約半数に、このアパシーがみられると報告されています。鎌田は好奇心のカタマリで生きようと決めています。

一方で、人間は楽しいこと、好きなことには夢中になって取り組みます。時間がたつのも忘れて没頭できるのです。その代わり、嫌いなことはなかなかやる気になれません。できれば避けて通りたいと思っています。脳はとても正直者です。

アパシーに陥らないためにも、日ごろから脳が喜ぶことをやりましょう。脳は楽しいこと、好きなことには集中力が高まり、感動した出来事は記憶に強く残ります。

笑顔で、自分自身をご機嫌にする

笑うときには、息をいっぱい吸うので、呼吸がよくなります。腹筋や胸筋も刺激します。笑っていると「場」の空気がよくなり、人も集まってきます。楽しいことも多くなり、脳が喜びます。笑いは、いいことばかりです。

高齢者の健康状態を調べてみると、よく笑う人ほど健康への自己評価が高いことがわかりまし

た。自己評価なんて当てにならないというのは誤解です。**「僕は元気」「今日も絶好調」と思っていると、本当に元気に動き回れる**のです。実際、**健康の自己評価が低い人は、寝たきりになる割合や死亡率が高くなる**ので、自己評価は大事なのです。

僕は、朝起きて、スクワットとかかと落としをした後、身支度をしながら**笑顔をつくります**。だれかのための笑顔ではなく、自分自身をご機嫌にするための笑顔です。ご機嫌になると何事も前向きにチャレンジしようという意欲がわいてきます。ぜひ、やってみてください。

締め切りを設定すると、パフォーマンスが高まる

すべきことを何もできないまま、あっという間に一日が終わってしまった。そんな体験はありませんか。**特に忙しいというわけでもないのに、何もできなかったというのは、時間の感覚が鈍くなっている可能性があります。**

学生のころのテストを思い出してみましょう。10分間の小テストは、とても集中できました。仕事でも、いつでもかまわないと言われた仕事はなかなか着手する気になれませんが、明日までにお願いと言われるとパフォーマンスの高い仕事ができるものです。

毎日の生活でも、締め切りを設定すると、意外にたくさんのことができます。僕は、移動時間の間に、この原稿をチェックしようとか、この本を一冊読んでしまおうなどと決めています。

また、レビー小体型認知症の始まりは、時間感覚が鈍くなることが多いのです。今日は何月何日、何曜日とか、時計を見ないで今何時頃だろうとか、常に意識するようにすることも大切です。

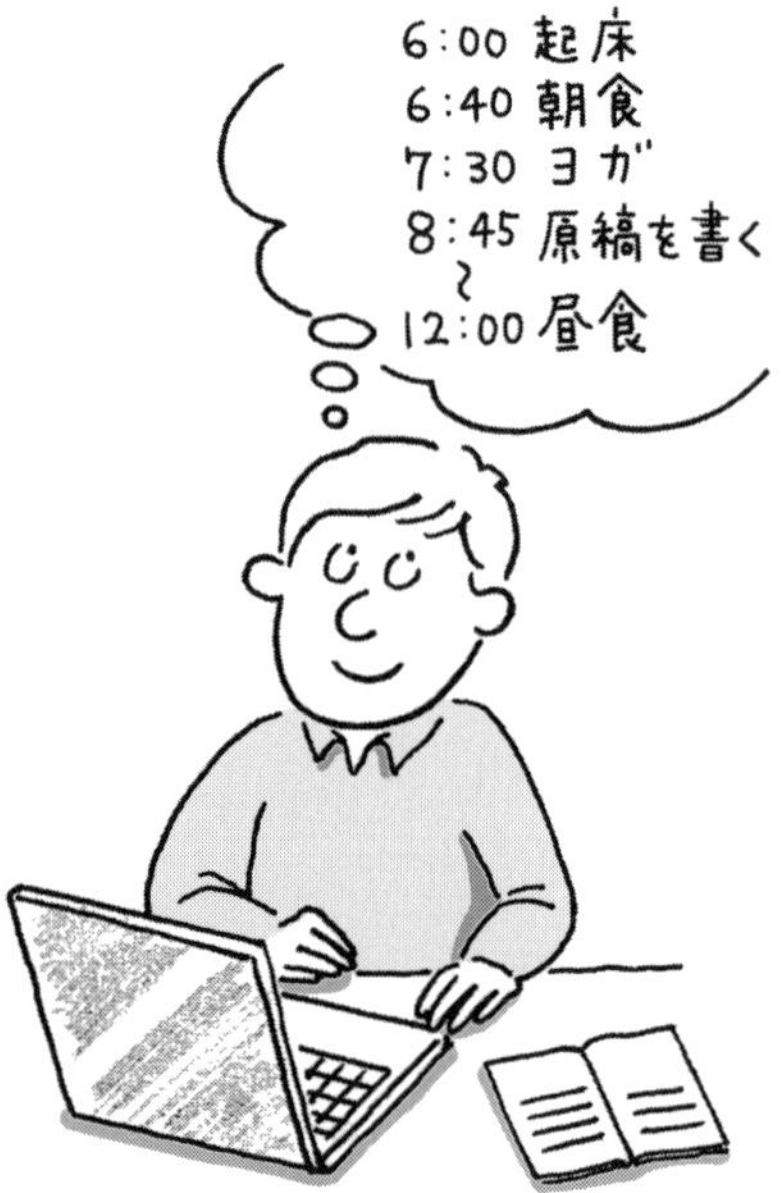
6:00 起床
6:40 朝食
7:30 ヨガ
8:45 原稿を書く
~
12:00 昼食

四季の移ろいを五感で感じる

認知症になると、時間の流れや四季の移ろいを把握する感覚が低下していきます。症状が進むと、真夜中に出かけようとしたり、真夏に冬物のコートを着たりすることもあります。

移り変わる季節を、五感で感じてみましょう。**季節の表情を、絵画や俳句、写真などで表現する**のも方法です。

僕は茅野市に帰ったときには、蓼科までの山道をよくオープンカーで運転しています。山の木々が若葉から深緑になり、やがて紅葉して葉をすべて落としていく。そういう自然の移り変わりを実感するだけで、リフレッシュします。

また、冬にはスキーを楽しみます。スキーは太ももを抱え込むような姿勢をとるので、太ももの筋肉を刺激するいい運動になりますが、自然と触れ合うという側面もすばらしいのです。板で踏みしめる雪の感触、風を切るときの音、リフトで上がっていくときの日光の匂い……。**小さな季節の表情に気づくためにも、五感を研ぎ澄ませてみましょう。**

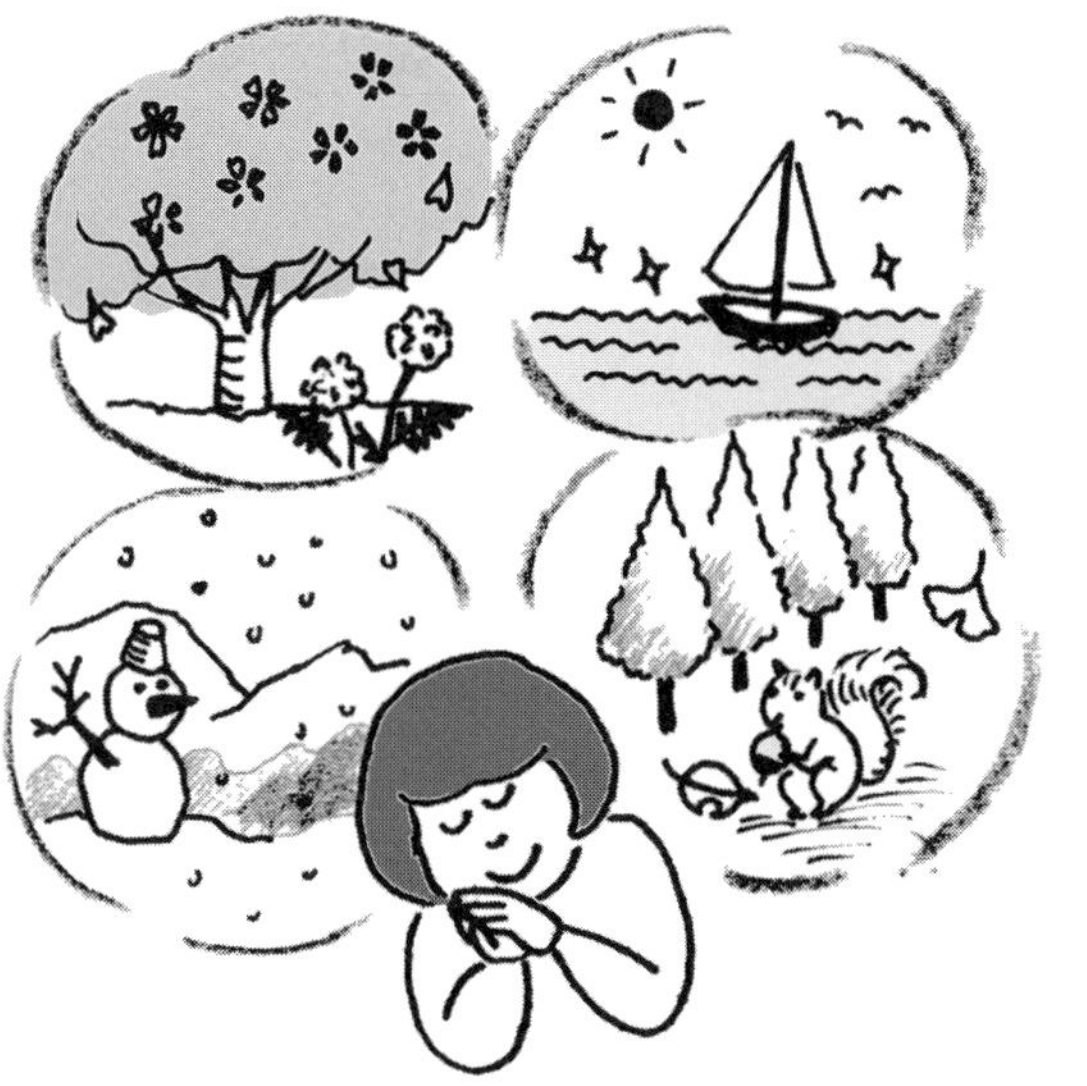

いい〝聞こえ〟で、集中力を高めよう

年齢とともに小さな音や高い音が聞こえにくくなります。原因は、耳の奥で音を電気信号に変換する細胞が、加齢とともに減っていくためです。**加齢性難聴は、認知症のリスクが高まる**ことがわかっています。**聞こえが悪くなることで脳への刺激が減り、記憶力も低下**するのです。また、人とのコミュニケーションがうまくできなくなることで、閉じこもりがちになるおそれも。

家族から、「テレビの音が大きすぎる」などと言われたら、一度、耳鼻科を受診したほうがよいでしょう。必要なら補聴器を使用して、**聞こえをサポートすることが認知症予防**につながります。

聴覚が健康だと、風の音や波の音、雨だれ、焚火の音などにも耳を傾けることができます。これらは**ホワイトノイズといい、まったくの無音よりも集中力が高まる**といわれています。これは難聴予防にいいといわれています。僕は、よくスマートフォンのアプリで聞いています。

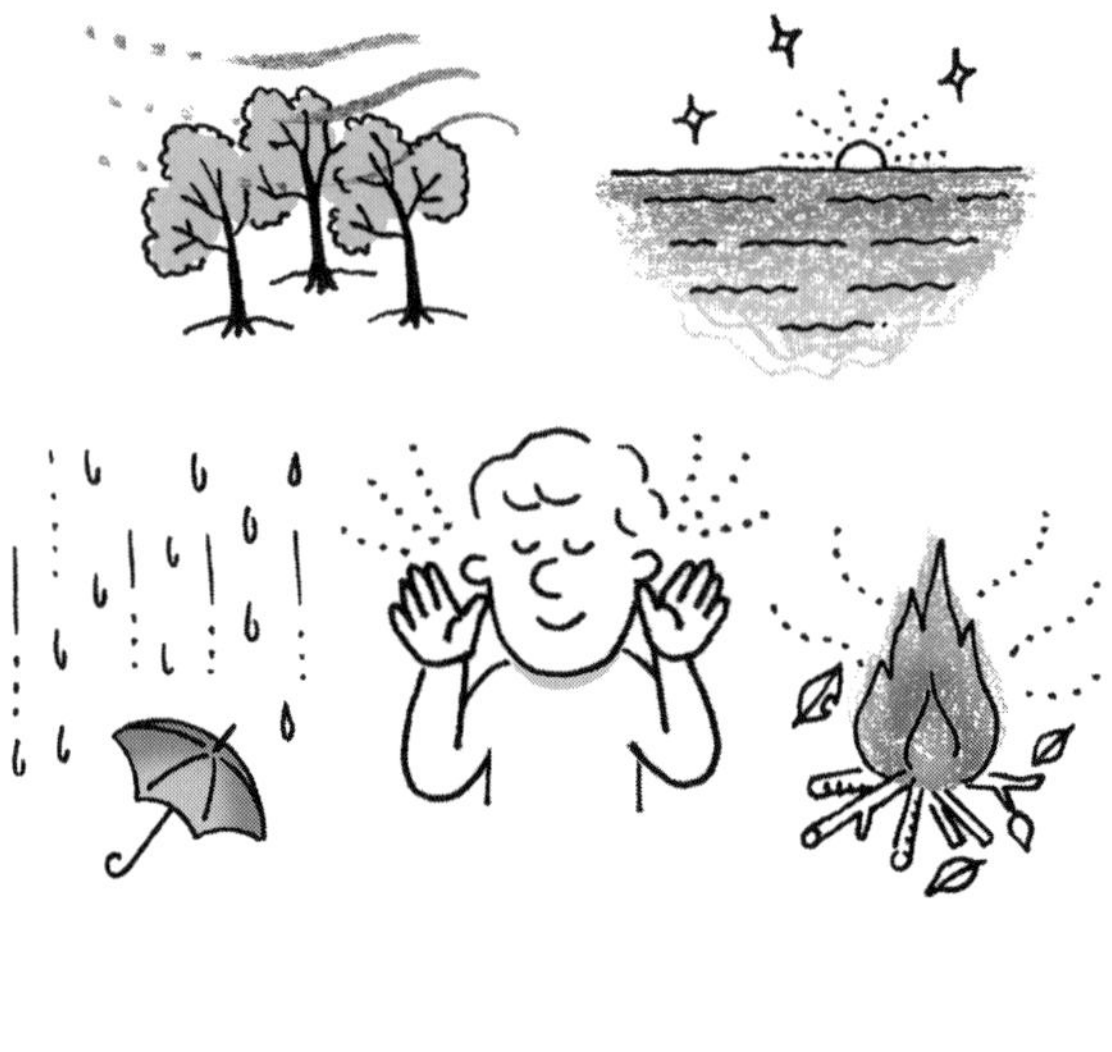

自分をほめて、やる気を伸ばす

子どもはほめて育てる、といいますが、**自分自身をほめることも大事**だと思います。一日、何か一つでも、自分自身をほめてやりましょう。「今日は、スクワットをやった」「むだ使いをしなかった」なんでもいいのです。むだ使いをしてしまっても、「人生に必要な、いいむだ使いだった」なんていうのでもいいのです。自分を肯定することが大事なのです。

ほめるときには、**言葉だけでなくて、何か〝ごほうび〟をあげる**ことも、ときに効果的です。「ウォーキングを1週間、休まずに続けられたら、映画を見にいこう」「これを1か月続けられたら、おしゃれな靴を買おう」

そんなふうにごほうびを用意すると、ちょっとつらいなと思うことでも続けやすくなります。**脳には報酬系という回路があり、ほめられたり、ごほうびをもらったりすると、俄然がんばれる**のです。僕はこの頃、モノ覚えは悪くなったけれど、判断力や応用力は前よりイイぞと、自分をほめています。

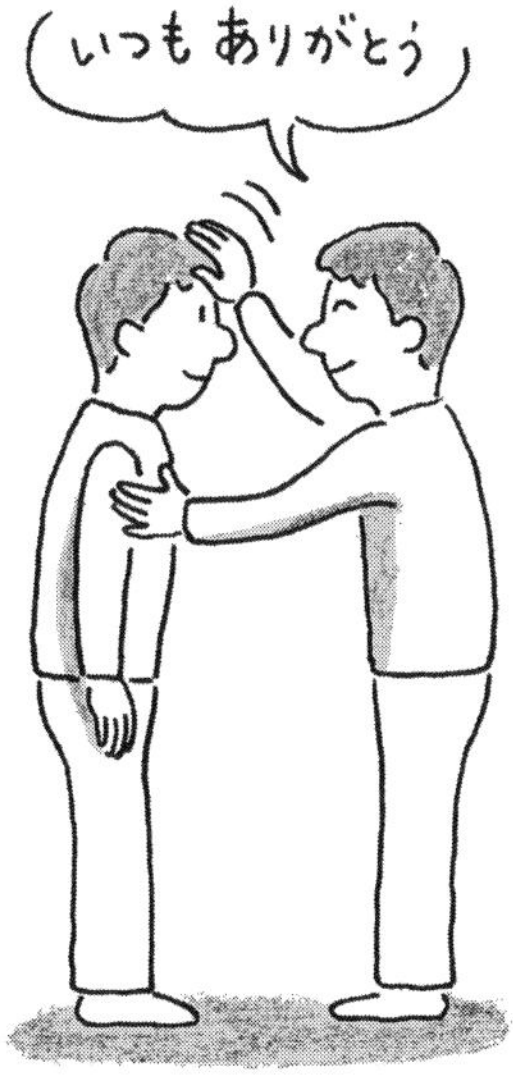

習慣 29

新聞活用やボランティア——役割や生きがいをみつける

社会的孤立を防ぐ

身近な人たちとよい関係を築いたり、いくつになっても社会とつながりをもち続けることは、認知症予防にとって重要なことです。

英国イースト・アングリア大学の研究チームは、**子どもや配偶者との関係がいいと認知症の発症リスクは17%下がり、人間関係が悪いと31%高まる**と発表しています。人間関係がよくないと孤立や孤独に陥りやすく、それがストレスとなってリスクを高めているのではないかと推測されています。

また、**積極的に社会参加をしている高齢者は、あまり参加していない高齢者に比べて、脳に蓄積しているアミロイドβが少ない**といいます。

現在、全国の自治体の多くは、地域のなかに高齢者の居場所をつくり、介護予防のため社会的孤立を防ごうとしています。**元気なうちから、趣味や学び、ボランティア活動など、社会とつながる方法をみつけておく**ことをオススメします。

社会の出来事に関心をもつ

若年性アルツハイマー型認知症の佐藤さんは、意識的にやりたいこと、好きなことを取り込んで、気持ちを上向けるように心がけると同時に、視野が狭くならないよう毎日、新聞を読むことを自分に課しています。

新聞も真剣に読むと時間がかかります。**見出しをさらっと斜め読みをして、気になる記事だけすべて読むというのでもかまいません。あるいは、自分の注目記事を3つ選んで、スクラップ**しても楽しいかもしれません。**僕は毎日、新聞から4つ単語を選んで記憶するようにしています。**

佐藤さんが診断から15年経った今でも、チャレンジングな毎日を送り、進行を遅らせることができているのも、社会に関心をもち、社会とつながりを持ち続けているからだと思っています。

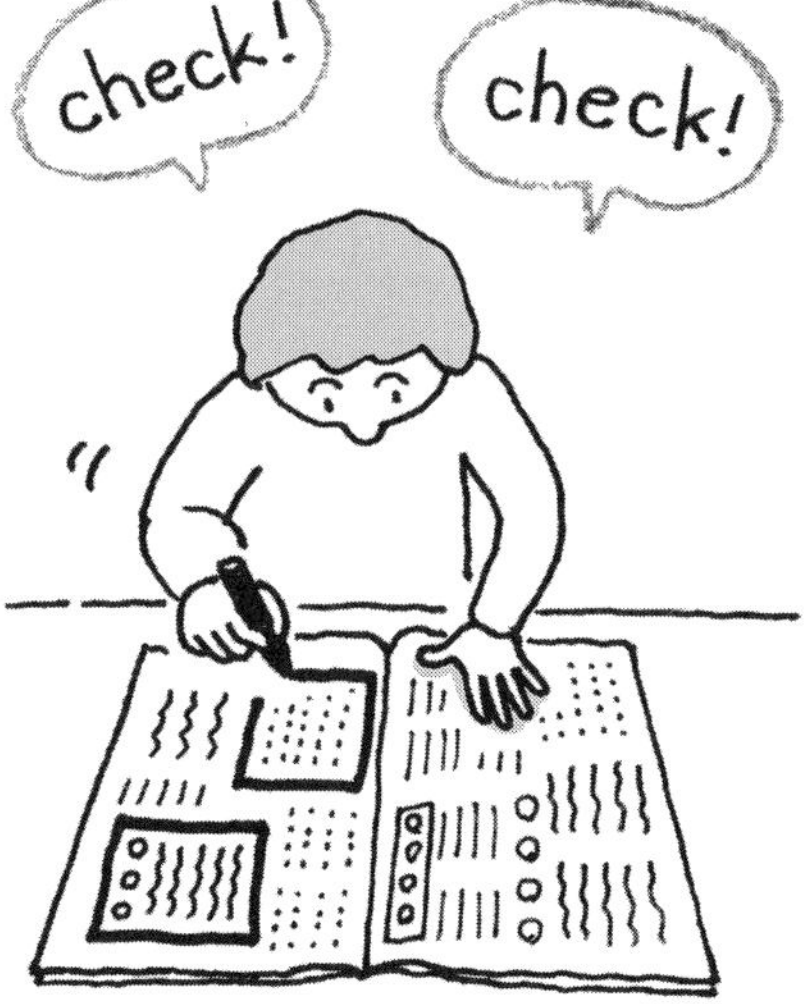

ボランティア活動を通して、想像力を鍛える

チェルノブイリやイラクで、小児がんや白血病の子どもたちの医療支援活動に取り組んでいます。さまざまな課題に取り組む日々がもう30年近く続いています。

チューリッヒ大学は、**ボランティア精神の高い人や他者のことを考える人の脳は、側頭葉の脳細胞が多い**と発表しています。側頭葉は言葉の理解やものごとの判断、感情にかかわるところで、記憶にかかわる海馬にもアクセスしています。

僕は、ボランティア活動を通して、「相手の身になる」ことを学びました。相手の身になること、つまり、想像力です。そして、相手の気持ちに寄り添った支援を行うには、共感力も必要です。

イラクの難民キャンプでは、テロで故郷に住む

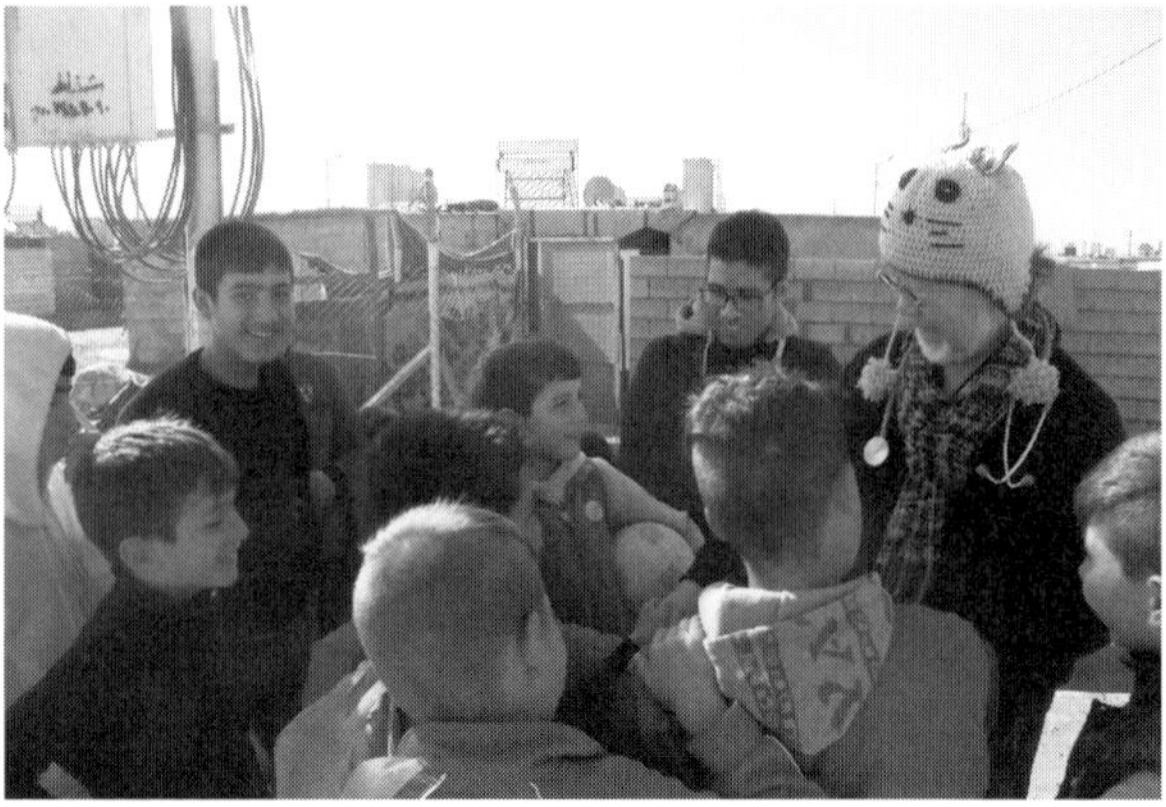

イラクの難民キャンプでのボランティア活動。「健康づくりに国境もなければ、言葉の壁もない。体・心・食で、世界中に健康と笑顔を広げたい」

ことができなくなったシリア人やクルド人と出会いました。命からがら逃げてきたストレスで高血圧になったり、何らかの不調を感じている人が少なくありません。

そんな彼らに向け、どうしたら自分の健康を守れるか講演をしました。最後に、みんなで立ち上がって、スクワットとかかと落としをしたところ、空気が和やかになるのを感じました。最初は、ちょっと距離を置いてみていた人たちが、にここにこと笑顔になり、近づいてきたのです。

言葉も文化も違う人たちが、大事な友人になりました。現在の僕の目標は、80歳になっても難民キャンプに行き、診察ができるだけの認知機能と体力を維持することです。チェルノブイリやイラクの子どもの命を救いたいという思いで始めた活動でしたが、いつの間にか、僕の命や健康を支える柱になっていることに、とても感謝しています。

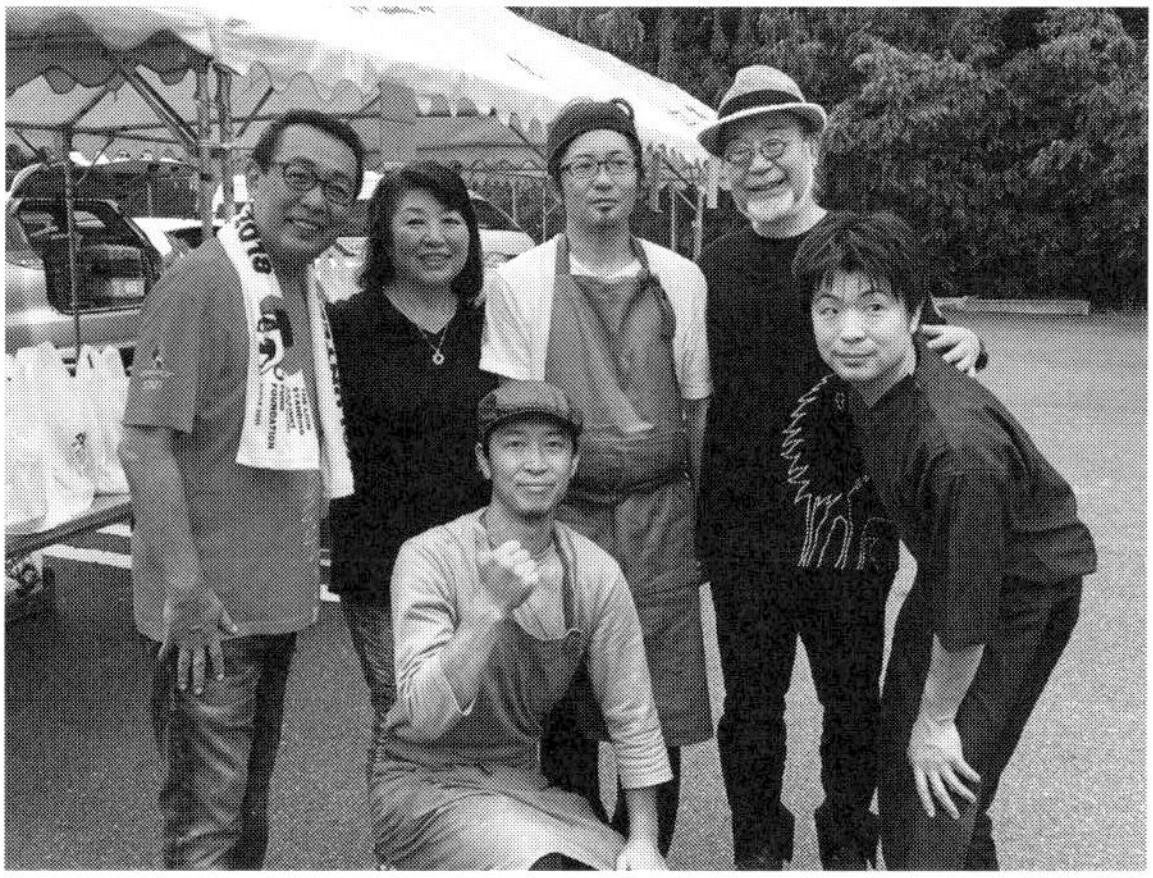

さだまさしさんと被災地支援を継続。「紛争、災害などで困った人たちの姿を見ると、ほんの少しでも自分が役に立てればと思い、すぐに現地へ向かう」

役割や生きがいは、心を支える

人間は社会的な動物です。自分のためにすることよりも、だれかのためにすることのほうが継続しやすく、やりがいも大きいといわれます。**人の役に立っているという喜びが、脳を活性化**するのです。

それは、認知症になっても同じです。ある認知症カフェでは、認知症の人が「料理が得意」「包丁研ぎがじょうず」「コーヒーを運ぶことならできる」というそれぞれの得意を生かして、生き生きと働いていました。

また、認知症であることを公表し、自身のことを講演で語ったり、相談に応じたりする人も増えました。名古屋の「おれんじドア　も〜やっこなごや」の代表、山田真由美さんは、「**認知症になっても、人の役に立つことができる**」という思いで、

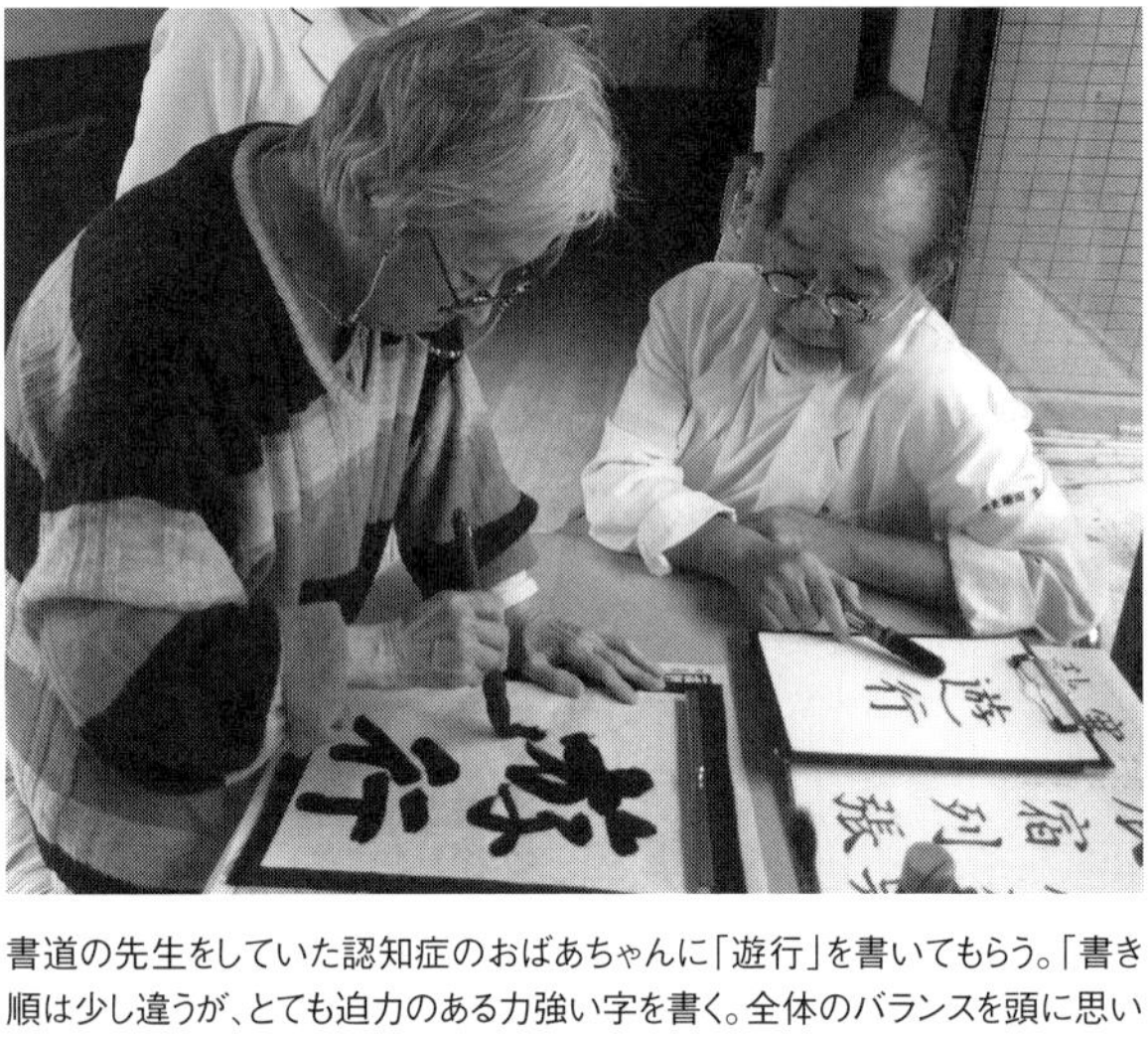

書道の先生をしていた認知症のおばあちゃんに「遊行」を書いてもらう。「書き順は少し違うが、とても迫力のある力強い字を書く。全体のバランスを頭に思い描きながら、一筆に集中する書道は、脳を活性化する」

活動を続けています。

最近、僕は、ワーキングメモリという短期記憶に問題が出てきたかなと思っています。軽度認知障害（ＭＣＩ）のもう一つ前段階ぐらいになってきたと思って、もっと積極的に生きようと決め、地域包括ケア研究所をつくり、所長になりました。若い世代と病院を買って病院運営を始めたのです。昨年７００坪の土地を買ったので、今年は認知症カフェや子ども食堂をやろうと思っています。

毎年、梅干しを漬ける、家の前の道をきれいに掃く、子どもたちに絵本の読み聞かせをする、地域の歴史を調べる、どんなことでもいいのです。**興味のあることを続け、それをだれかと分かち合えたら**すばらしいですね。

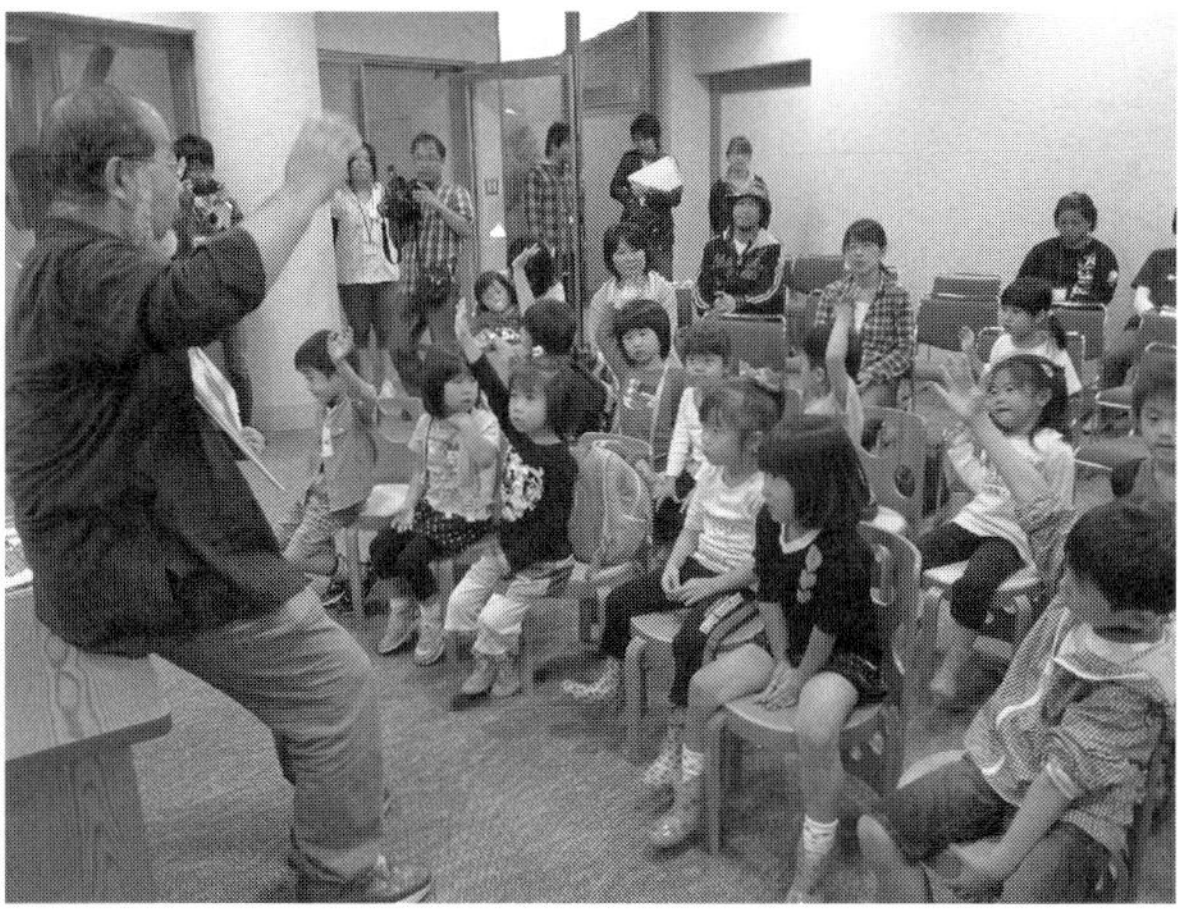

福島県・南相馬市で、子どもたちに絵本の読み聞かせ。「絵本の余白には、人生の大切なことが描かれている。子どものころの心躍る感情や、新たな視点を与えてくれる」

おわりに――認知症になっても、幸せに生きることができる

突然、東京駅で「鎌田先生！」と呼び止められました。振り返ると、どこかで見覚えがある男性がほほ笑んでいました。

あれ、だれだっけ。会ったことはあるけれど、名前が出てこない。焦る僕。

「私のこと、覚えていますか？」

どこか余裕な表情の男性は、若年性アルツハイマー型認知症の佐藤雅彦さんでした。

佐藤さんは50歳で若年性アルツハイマー型認知症と診断されてから16年、強い信念のもとに毎日を生きてきました。まず、彼が心がけたのは、閉じこもらないこと。毎日、散歩をしたり、美術館に行ったり、人と会ったりするようにしました。僕の講演の予定も調べて、わざわざ電車を乗り継いで、講演を聞きに来てくれたことも何度かあります。

もの忘れに対しても、スマートフォンのアラームやタブレットを利用して、対応しています。たとえば、アラームをセットし、列車で降りる駅を忘れないようにしています。知人の名前が出てこないときは、あいうえお順に知人の名前リストをつくり、

スマートフォンで名前を確認するようにしました。迷ったときのために、「私は認知症です」と書いたカードを首からさげ、いざという時に助けを求められるようにもしています。

「認知症になってできないことも増えたが、できることもたくさんある」「自分の能力を信じて生きる」という佐藤さん。

ピアノを初めて習いました。練習を重ね、発表会では講師の先生と連弾を披露しました。絵を描くことも楽しんでいます。利用しているケア施設で賞ももらいました。昨年の暮れにもらったメールには「今年は、年頭に立てた目標がすべて達成したよい年でした」という文章があり、毎日の充足感が伝わってきました。ないものねだりをせず、小さな目標を立てて達成感に浸り、好きなこと、楽しいことを見つけて実行する姿に、僕はすっかり感心してしまいました。

佐藤さんの生き方は、この本で書いてきた認知症予防のノウハウと共通するものがたくさんあります。ピアノや絵など、新しいことに挑戦しながら、毎日、新聞を読んで社会に関心をもち、積極的に外出して社会とのつながりを維持しています。外出は身体的な運動にもなりますし、精神的な孤立も防ぐことができます。

ここまで、認知症を予防するために鎌田が実際にやっていることを書いてきましたが、この本は、認知症になってからも、進行を遅らせるためにも役に立つと、僕は考えています。

70歳をすぎ、本を読むスピードが遅くなったり、時々、人の名前が出てこなくなった僕は、人生の第4コーナーを曲がっても、最期までピンピン、生きることを楽しみ、ヒラリと人生のゴールがきれるように、今できることを自分のできる範囲でやっています。PPH、ピンピンヒラリです。一人でも多くの方に、本当に体や心にいいことや正しい情報をきちんとお伝えしたい、いつもそう思っています。

読者のなかには、「認知症になったらおしまい」というイメージをもつ人がいるかもしれません。しかし、「認知症＝何もできない人」というのは大きな誤りです。

脳の機能の一部がそこなわれても、できることはたくさんあります。現存能力を生かしながら、自分の「居場所」や「役割」を持ち続けることが、脳にいい刺激を与える。脳を刺激すれば、進行を遅らせ、いい状態を長く保つことができる――好循環を生み出します。認知症になったからといって、人生をあきらめる必要はないのです。

僕には佐藤さんの言葉で忘れられない言葉があります。

「認知症になって不便なことは増えたけれど、不幸ではありません」

本当にその通りだと思います。

80歳になってもスキーができ、90歳になっても一人でジャズライブハウスに行けるように、僕が日ごろ、どんなふうに認知機能の低下を防ぎ、できる限りアップさせるために実践していることをすべてお伝えしました。

しかし、本当の目的は「認知症にならないこと」だけではありません。認知症になっても、ならなくても、今ある自分の能力をフルに生かし、最後まで人生を楽しんでもらうために、この本のノウハウが役立てば幸いです。

そう、この本は、人生を楽しみ尽くすための本です。注意するところはアンダーラインを引いて、繰り返し読んでもらえると嬉しいです。

鎌田 實 かまた みのる

1948年東京生まれ。1974年、東京医科歯科大学医学部卒業。1988年に諏訪中央病院院長、2005年より名誉院長に就任。患者の心のケアまで含めた地域一体型の医療に携わり、長野県を健康長寿県に導いた。日本チェルノブイリ連帯基金理事長、日本・イラク・メディカルネット代表。06年、読売国際協力賞、11年、日本放送協会放送文化賞を受賞。ベストセラーに『がんばらない』『鎌田式「スクワット」と「かかと落とし」』(集英社)など著書多数。

図解　鎌田實医師が実践している
認知症にならない29の習慣

2020年 4 月20日　初版第 1 刷発行
2022年12月30日　初版第13刷発行

著者　鎌田 實
発行者　原 雅久
発行所　株式会社朝日出版社
〒101-0065
東京都千代田区西神田3-3-5
電話03-3263-3321（代表）
http://www.asahipress.com
印刷・製本　凸版印刷株式会社

レシピ制作　鶴島綾子
デザイン　松崎 理、福田明日実（yd）
写真撮影　木村順子
イラスト　細川夏子
編集協力　坂本弓美
編集　藤川恵理奈

ISBN　978-4-255-01177-6 C0076